臨床家のための
口腔疾患診断
トレーニングブック

神部芳則・笹野高嗣 編著

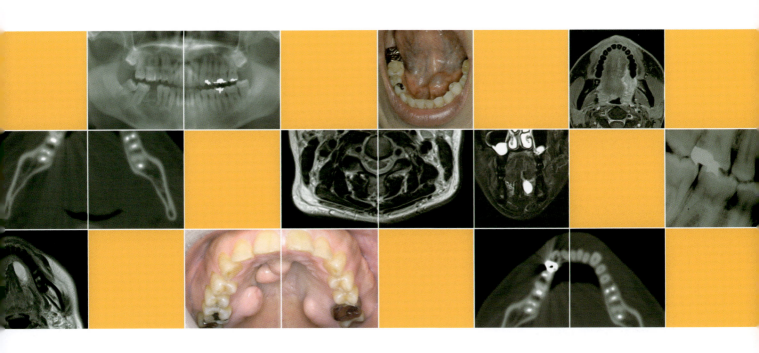

医歯薬出版株式会社

This book was originally published in Japanese
under the title of :

Rinshoka no Tame no Koukushikkan Shindan Toreningu Bukku
(Training Book of Oral Diseases Diagnosis-for dental practitioner)

Editors :

Jinbu, Yoshinori, et al

Jinbu, Yoshinori
  Professor, Jichi Medical University

© 2018   1st ed.
ISHIYAKU PUBLISHERS, INC.
  7-10, Honkomagome 1 chome, Bunkyo-ku,
  Tokyo 113-8612, Japan

はじめに

このたび，『臨床家のための口腔疾患診断トレーニングブック』を出版することとなりました．本書は主に研修医，あるいは一般の歯科医院で臨床に従事している若い歯科医師を対象とし，口腔外科的疾患・口腔内科的疾患の診断能力の向上に役立つように企画したものです．

第1章では口腔病変の診断の進め方として，医療面接のポイント，診断に必要な主な検査法とその見方について，簡単に説明を加えました．

第2章は，読者の先生方が勤務している一般の歯科医院に，さまざまな症状を主訴として患者さんが来院したことを想定し，症例を提示しました．まず，簡単な病歴と病態写真を提示しています．しばらくこの写真を眺めてください．この時点で，さまざまな疾患名や対応の仕方などが頭に浮かぶと思います．その次のページには病歴や病態写真のなかから鑑別診断に役立つヒントをピックアップしました．この時点で鑑別疾患が少しずつ絞られてくると思います．

次いで，診断へのプロセス，最初に考えるべき鑑別疾患名，鑑別の要点，最終的な診断などを記載しました．ここで示した疾患は口腔外科的疾患や口腔内科的疾患ですので，先生方が勤務する一般の歯科医院で診断を確定するために必要な検査や治療が困難な症例も含まれます．そこで，患者さんへの疑われる疾患の説明や，必要な検査，想定される治療法，大学病院や総合病院への受診の必要性などの伝え方を最後に加えました．また，診断の根拠となる画像，血液検査，病理像を提示しました．

今回提示した症例のなかには，読者の先生方がいままで経験したことのない症例・疾患名が多く含まれているものと思います．さまざまな症例に遭遇した場合に，適切に鑑別診断をすすめ，適切に患者さんに対応できるように本書を活用していただきたいと思います．

最後に，口腔所見に用いられる主な用語をまとめました．カルテ記載や紹介状を記載するときは症状に合致した正確な病態の記載が必要ですので活用してください．

本書が，研修医や若い先生方の口腔疾患の鑑別診断のためのトレーニングに広く活用され，口腔の医療に貢献することができれば幸いです．

神部芳則

自治医科大学　歯科口腔外科学講座

CONTENTS

はじめに ……………………………………………………………………… 3

編著者・執筆者一覧 ………………………………………………………… 6

1章 口腔病変の診断の進め方 ……………………………………………… 7

2章 口腔疾患診断トレーニング〈症例〉

1 **顔貌が非対称**の患者が来院したらどうしますか？（①，②） ……… 26, 30

2 **顎下部の腫脹，腫瘤**を主訴に患者が
来院したらどうしますか？ ………………………………………………… 34

3 **多発性に頸部リンパ節の腫脹**を生じた患者が
来院したらどうしますか？ ………………………………………………… 38

4 **顔面が発赤**している患者が来院したらどうしますか？（①，②） …… 42, 46

5 **神経麻痺，知覚の異常**を訴えて患者が
来院したらどうしますか？（①，②） …………………………………… 50, 54

6 **口が開かない**と訴える患者が来院したらどうしますか？ …………… 58

7 **口唇の腫脹，発赤**を主訴に患者が来院したらどうしますか？ ……… 62

8 **多発性の口内炎**を訴えて患者が来院したらどうしますか？ ………… 66

9 **歯肉からの出血**を主訴に患者が来院したらどうしますか？ ………… 70

| 10 | **歯肉の腫脹，腫瘤**を訴えて患者が来院したらどうしますか? | 74 |

| 11 | **歯肉の紅斑やびらん**を訴えて患者が来院したらどうしますか? | 78 |

| 12 | **歯肉に壊死，潰瘍**を伴った患者が来院したらどうしますか? | 82 |

| 13 | **歯肉，粘膜の色の変化**を主訴に患者が来院したらどうしますか? | 86 |

| 14 | **舌の痛みと平滑舌**を呈する患者が来院したらどうしますか? | 90 |

| 15 | **舌の腫脹，腫瘤**を訴えて患者が来院したらどうしますか? | 94 |

| 16 | **口腔粘膜の白色病変**を訴えて患者が来院したらどうしますか? | 98 |

| 17 | **口唇粘膜の紅斑と痛み**を訴えて患者が来院したらどうしますか? | 102 |

| 18 | **広範囲な口腔粘膜のびらん**を訴えて患者が来院したらどうしますか? | 106 |

| 19 | **口底部の腫脹**を訴えて患者が来院したらどうしますか? | 110 |

| 20 | **口蓋の腫脹**を訴えて患者が来院したらどうしますか? | 114 |

付録：口腔所見に用いられる主な用語集 …… 118

編著者

神部 芳則　自治医科大学　歯科口腔外科学講座
笹野 高嗣　東北大学大学院歯学研究科　口腔病態外科学講座口腔診断学分野

執筆者

飯久保正弘　東北大学大学院歯学研究科　口腔病態外科学講座口腔診断学分野
　　　　　　（1章：1節［医療面接］，2節［検査所見-1画像検査］）

菅原由美子　東北大学大学院歯学研究科　口腔病態外科学講座口腔診断学分野
　　　　　　（1章：2節［検査所見-2 その他の主な検査］，2章：症例8, 10, 11, 14, 16, 17, 18，用語集）

杉浦 康史　自治医科大学　歯科口腔外科学講座
　　　　　　（2章：症例1①②）

川嶋 理恵　自治医科大学　歯科口腔外科学講座
　　　　　　（2章：症例2）

山崎 裕子　自治医科大学　歯科口腔外科学講座
　　　　　　（2章：症例3, 9）

作山　 葵　自治医科大学　歯科口腔外科学講座
　　　　　　（2章：症例4①②, 5②, 6）

大田原宏美　自治医科大学　歯科口腔外科学講座
　　　　　　（2章：症例5①）

山本 亜紀　自治医科大学　歯科口腔外科学講座
　　　　　　（2章：症例7, 15）

柏崎 明子　自治医科大学　歯科口腔外科学講座
　　　　　　（2章：症例12）

山川 道代　自治医科大学　歯科口腔外科学講座
　　　　　　（2章：症例13）

林　 宏栄　自治医科大学　歯科口腔外科学講座
　　　　　　（2章：症例19, 20）

1章 口腔病変の診断の進め方

「診断」とは「医師が患者を診察して，病状を把握すること」(広辞苑)であり，適切な治療を行うための根拠を得るプロセスです．診断の重要性を法的な立場からみると，歯科医師法第20条に「歯科医師は，みずから診察しないで治療をし，又は診断書若しくは処方せんを交付してはならない」と記載されています．すなわち，すべての医療行為は患者を診察し，診断することにはじまり，的確な「診断」なくして適切な「治療」は成立しません．図1に診断のプロセスについて図示しました．臨床診断は「医療面接(問診)」「臨床所見」「検査所見」によってなされることから，その実際について解説します．

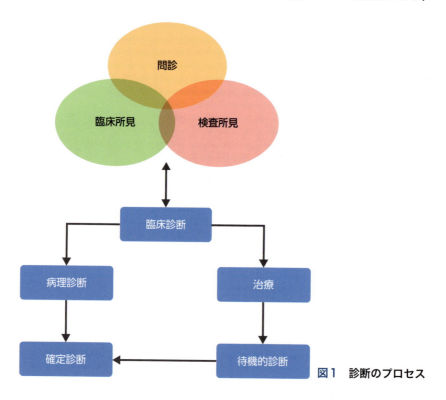

図1　診断のプロセス

1 医療面接（問診）

　かつては「医療面接」という用語は一般的ではなく，「問診」や「病歴聴取」という用語が使われていました．しかし，初診患者の診察にあたっての目的は，患者からの情報収集（病歴を知る）だけではなく，患者とのコミュニケーションを大切に，患者─医師の関係構築（信頼の形成）が重要であり，これらを包括した言葉として「医療面接」が用いられるようになりました．すなわち，「医療面接」を行うには，良好な患者─医師との信頼関係の構築を心がけなければなりません．そこで，問診（病歴）の取り方を学ぶ前に，医療面接を行うにあたっての心がまえについて知っておく必要があります．

❶ 心がまえ─適正なマナー

　良好な患者―医師関係を築くためには，まず医療者としての適正なマナーが求められます．マナーによって患者―医師関係は大きく左右され，時には診断や治療効果にも影響が出ます．特に患者は不安を抱えて歯科医院を受診していることを鑑み，常に以下の事項を心がけておきましょう．

1. 診査の対象は，「病む歯」ではなく「病む人」であることを忘れず，服装，態度，言葉づかいに注意します．日常の光景として，マスクを着けたままの歯科医師が医療面接を行っている姿を目にします．これは，歯科医師にとっては何気ない姿であっても，患者にとっては威圧感を感じることがあります．また，マスクにより声が明確に聞きにくいこともあり，コミュニケーションの妨げとなることもあります．よって，マスクは外した医療面接が望ましいでしょう．

2. 患者が安心できる環境づくりを心がける必要もあります．とくに歯科の場合は，患者が歯科用ユニットに座った状態で医療面接が行われることがほとんどです．したがって，患者はかなりの不安と緊張感を強いられることになります．

　　不安を少しでも取り除くためには，まず，診察室や歯科用ユニットを清潔で明るく保ちましょう．また，歯科用ユニットを倒しての医療面接は，患者から歯科医師を見上げる体勢となり，威圧感を強く感じさせます．加えて，患者に対しての歯科医師の座る位置にも配慮が必要となります．歯科医師は患者に対して90°の位置関係がよいと記載されている本もありますが，患者が歯科用ユニットに座っている場合に90°の位置に歯科医師が座ると，患者は真横を向かないと歯科医師と視線を合わせることができなくなります．そのため，歯科用ユニットに座っている患者に対しては，120〜130°（7時か8時）の位置に座ることが望ましくなります．図2に医療面接を行う姿勢として，よい例と悪い例を示しました．

3. 患者の訴える言葉を大切にし，誘導尋問をしないことが大切です．
4. 秘密を厳守し，患者のプライバシーを常に尊重する必要があります．

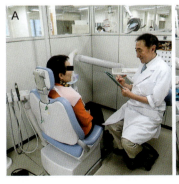
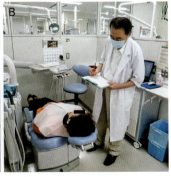

図2　医療面接を行う姿勢のよい例（A）と悪い例（B）
A；目線の合わせやすい位置関係
B；患者を上から見下ろすような位置関係．服装も乱れている

❷ 問診（病歴）の取り方

　問診（病歴）は，患者からどれだけ多くの情報を上手に聞き出すことができるかがポイントです．問診事項には，患者の，1）社会歴（一般事項），2）主訴，3）現病歴，4）一般既往歴，5）家族歴，が含まれます．以下項目ごとに，内容を解説します．

1) 社会歴（一般事項）
　氏名，年齢，性別，職業，住所などが含まれており，これらの情報は意外に診断に役立つことがあります．
(1) 年齢：疾患の好発年齢を知っておくことで，診断がつきやすくなることがあります．また，疾患によっては，発症年齢によって症状の出現様式が異なる場合があります（例：成長ホルモン産生下垂体腺腫は，思春期性成長前の発症では巨人症となるが，思春期性成長後では末端肥大症となる）．
(2) 性別：男性に好発する疾患と女性に好発する疾患があります（例：血友病は男性に好発する疾患であり，貧血は女性に多い疾患である）．
(3) 職業：疾患の発症に密接に関係する職業があります（例：砂糖や澱粉を扱っている菓子職人にみられる多発性齲蝕や，強酸を扱うメッキ工場で働く職人やワインを口に含んでテイスティングするソムリエにみられる酸蝕症などがあげられる）．
(4) 住所：地域特異性の疾患があります（フッ素による斑状歯など）．

2) 主訴
　主訴とは患者が抱えている苦痛（悩み）であり，これが病院を受診したきっかけとなります．可能な限り患者自身の言葉を用い，簡潔に正確に言い表す必要がありますが，ある程度は医学用語に換言してもよいでしょう（例：歯が痛い→歯痛）．時に患者は，複数の症状を訴えることがありますが，主訴はできる限り1つに絞り，そのほかの症状については随伴症状として別に記載した方が，治療方針を立案しやすくなります．

3) 現病歴
　主訴や随伴症状の発症から現在までの経過であり，以下の項目について注意深く聴取します．
(1) 発病の時期と状況
　まず，いつ頃から症状が現れたのかを聞きます．次に，その症状は突然現れたのか，徐々に現れたのか，また思い当たる誘因の有無についても聴取します．

(2) 症状の発現時間

症状が間欠的であるか持続的であるかを聞き，間欠的な場合は痛みの間隔やタイミングを記録します．疾患によっては，痛みの持続時間に特徴を有するものがあり，診断の一助となることがあります（例：三叉神経痛の痛みは数秒から数十秒で消失することが特徴である）．

(3) 症状の性質

痛みや不快感の性質，程度，変動について聞きます．仮に「痛み」が主訴である場合は，鈍痛か，拍動痛か，季節変動や日内変動はないかなども重要です．

(4) 随伴症状

主訴に伴って何らかの他の症状が発症するかを聴取します（例：歯性上顎洞炎では，歯痛，頬部痛以外に鼻閉感や後鼻漏がみられる）．

(5) 治療の影響

今までどのような治療を受け，それによって症状がどのように変化したかを聞きます．特に，薬の服用（服薬歴）は重要です．

4) 一般既往歴

患者の健康状態に関する過去および現在の情報で，生活歴（喫煙，飲酒など）も含まれます．一般既往歴の聴取には，以下の2つの重要な目的が含まれています．

(1) 現症に関連する既往の確認

主訴とは無関係と思われる既往でも，意外と関係していることがあります（例：頬部腫脹では上顎洞の手術の既往，舌の痛みでは胃の切除の既往など）．

(2) 現疾患の治療を行う上で問題となる既往の確認

歯科治療において注意しなければいけない全身既往の有無（例：高血圧，糖尿病など）とそれに伴う常用薬の確認を行います．患者がお薬手帳や検査結果を持参している場合には，コピーをとり保存するとよいでしょう．

5) 家族歴

患者の病気とその家族における遺伝性，体質性，家族内発生などの血縁関係について知ることも必要です．歯科疾患の多くは後天的要因が大きいのですが，全身疾患の部分症状としての口腔症状には遺伝が関わっている場合も少なくありません．

2 臨床所見（現症）

「臨床所見」は「検査所見」と対比した用語として用いられることが多いようです．臨床の場で得られるすべての情報を指し，自覚的な症状以外に，視診，触診，聴診，打診などの診察手技によって得られる他覚所見（理学所見ともいわれる）も含まれています．患者の症状を的確に捉え，それらを整理・整頓して診断に役立てるためには，順序立てて臨床所見を収集する必要があります．

所見をとるにあたっては，「口の中」という狭い範囲に捉われずに，全身を広く診ることが重要です．実際，疾患の多くは全身疾患の部分症状として現れることも多く，日ごろから広く大きく診る習慣を身につけておくことが必要です．言うまでもなく，主訴となる局所を一見して病態の大筋を最初につかんでおくことは重要ですが，その後の診査では，全身所見→顔貌所見→リンパ節所見→顎関節所見→口腔所見→歯の所見，というように，外から中へと鑑別疾患を考えながら診察を進めていきます．

なお，カルテへは，ネガティブ所見（マイナス所見）も含め，調べた項目はすべて記載します（カルテ記載がないと調べたことになりません）．

2 検査所見

1 画像検査

❶ 目的と意義

　画像検査は，X線，超音波，核磁気共鳴，RI（radioisotopeの略で，放射性同位元素の意）などを用いて対象疾患を画像化することで，疾患を視覚的に評価・診断するために行われるものです．

　画像検査の主な目的は，1）病変の存在診断，2）病変の性状診断，3）病変の進展範囲や周囲組織との関係の把握，4）予後の推測や治療効果の判定です．そのためには，患者から得られた問診事項や臨床所見を踏まえ，的確な画像検査法を選択することが重要です．画像検査から得られた情報とすべての臨床所見を総合的に判断することによって，疾患の診断や治療方針の決定が可能となります．歯科領域では，内部を直視することのできない硬組織疾患を取り扱うことが多いため，画像検査のなかでもX線検査の果たす役割は大きくなります．

❷ 画像検査法の種類と特徴

1）口内法X線撮影

　口内法X線撮影とは，フィルム（もしくはイメージングプレートやCCD）を口腔内に挿入して，歯および歯周組織の撮影を行う方法です．

(1) 二等分法および平行法

　いずれの撮影法も歯や歯周組織の検査に適用される最も一般的な撮影方法で，歯の全体像が観察できます．

　二等分法は，歯軸とフィルムとがなす角度の二等分線に垂直にX線を投射することで，実際の歯の長さと等しく撮影する方法です．X線の照射角度によっては，得られた像にひずみが生じることがあります（図3A）．

　一方，平行法はフィルムを歯軸と平行に位置づけ，フィルム面に垂直にX線を投射する方法で，像のひずみが少なくなります（図3B）．歯とフィルムが離れるため，フィルムの保持にはインジケータを使うことが多く，像の拡大を少なくするためにロングコーンを用います．日本人では口蓋や口腔底が浅く，フィルムの位置づけが困難な場合があります．

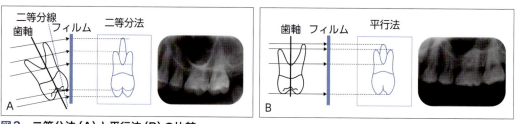

図3 二等分法(A)と平行法(B)の比較
二等分法では，ひずみにより，歯軸より頬側にある根は短く，口蓋側にある根は長く写る．また，頬側咬頭は歯冠寄りに，口蓋咬頭は歯根寄りに写る．一方，平行法では，ひずみが少ない

(2) 咬翼法

　フィルムに貼り付けた翼を患者に咬ませ，X線を8～10°上方から投射する方法です．上下顎の歯冠と歯槽骨を一枚のフィルムに描出し，隣接面齲蝕や歯槽頂の吸収状態，歯冠補綴物の適合性などの診査に用いられます（図4）．根尖が写らないことが欠点としてあげられます．

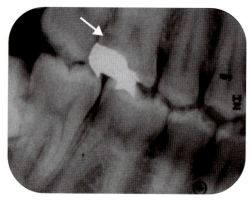

図4 咬翼法X線写真
6̲遠心に齲蝕と思われる透過像がみられる（矢印）

(3) 咬合法

　フィルムを咬んだ状態で撮影する方法です．標準型より大きい咬合型フィルムを用いるため，標準型フィルムに入りきらない大きな病変の診断に有効です．上顎の場合，X線の投射方向は上顎前歯に対する二等分法に準じる方法で撮影（等長法）し，前歯部の大きな病変の観察や埋伏歯の位置の確認などに用いられます（図5A）．下顎では，X線を歯軸と平行に投射することが多く（軸位），唾石の有無や局在，歯槽骨の頬舌的膨隆，下顎骨骨折の頬舌方向の偏位などの観察に用いられます（図5B）．近年，CT装置が普及しており，咬合法の撮影頻度は少なくなっています．

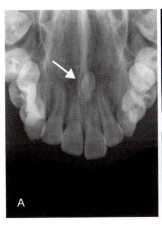 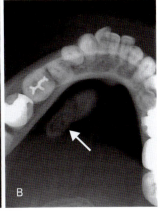

図5　上顎咬合法X線写真（A），下顎咬合法X線写真（B）
A：上顎正中部に逆性の埋伏過剰歯と思われる不透過物がみられる（矢印）
B：右側口底部に，唾石と思われる楕円形の不透過物がみられる（矢印）

2）パノラマX線撮影（パノラマ撮影）

　X線管とフィルム（センサー）が患者の頭部を回転する断層撮影法で，断層面を歯列弓にあわせることにより，顎骨の展開像が観察できます．

　パノラマ撮影は顎骨の大きな疾患や多発病変，全顎にわたる辺縁性歯周炎，口内法X線撮影に写し出されない上顎洞，下顎頭，筋突起，下顎管などを観察することができ，歯および顎骨をスクリーニングするために有用です（図6）．口内法と比較して以下の利点・欠点を有します．

(1) 利点
・広範囲の観察が可能
・顎骨の大きな疾患の観察が可能
・開口障害があっても撮影できる
・口内法10枚法や14枚法より撮影時間が短い
・皮膚線量および生殖線量が軽減

(2) 欠点
・断層撮影であることから像の解像度が劣る
・像の拡大が生じる
・頸椎および下顎角，気道の障害陰影が生じる
・前歯部は頸椎の障害陰影と断層幅が狭いことから像が不鮮明となる

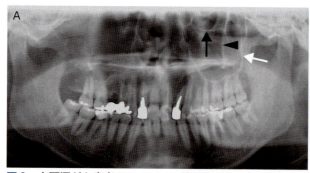
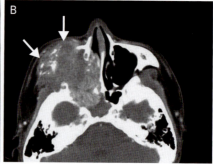

図6 上顎洞がん患者のパノラマX線画像（A）とCT画像（B）
A：右側の上顎洞後壁，パノラマ無名線，眼窩底線が消失している．左側では上顎洞後壁（白矢印），パノラマ無名線（黒矢頭），眼下底線（黒矢印）が明瞭に観察される．B：右側の上顎洞を占拠する腫瘤がみられる（矢印）．
この症例からわかるように，パノラマX線写真をみる際には，歯の所見にだけとらわれるのではなく，顎顔面領域の全体を見渡すことが重要である

3）頭部X線単純撮影

　顔面頭部の広い範囲を対象とする単純撮影であり，検査目的に応じてさまざまな撮影法があります．X線管と患者・フィルム（センサー）の距離が長くなるために，医科領域で単純撮影に使用されている胸部や腹部のX線撮影装置を用いることが多いようです．近年，CT装置が普及しており，撮影頻度は少なくなってきています．

4）X線CT（コンピュータ断層法）撮影

　顎顔面領域に用いるX線CTには医科用CTと歯科用CTがあります．いずれの撮影も，人体を通過したX線を検出器にて受光し，コンピュータにて演算することにより，断層画像を得る撮影法です．

（1）医科用CT

　X線を"扇状（ファン状）"に照射し，対側に配列した検出器でデータを収集します．横断像（軸位面）の画像が基本ですが（図7），現在では，複数（多列）の検出器が体軸に対してらせん状に移動することにより，広範囲のボリュームデータの収集が可能となり，精度の高い多方面からの断層画像が得られるようになりました．CT値が設定されており，水を0，空気を−1,000としたときの各組織のX線吸収率を相対的に表しています．CT値は組織特有の値を示すので，病変の状態を診断する上で非常に有用です．表1に代表的な組織のCT値を示しました．また，造影剤を静脈より投与（注入）することで，豊富な血流を有する組織や血管のCT値を上昇させ，周囲組織とのコントラストをつけることもあります（造影撮影）．医科用CTは以下に示す利点と欠点を有しています．

利点

- 3次元画像処理が可能
- 歯や骨（硬組織），および石灰化を伴った構造物の描出に優れている
- 通常のX線検査よりも軟組織の描出が可能
- 空間分解能（細かな構造を見分ける性能）が高い

欠点

- 被曝を伴う
- 歯科材料や金属，厚い皮質骨による障害陰影（アーチファクト）が生じる

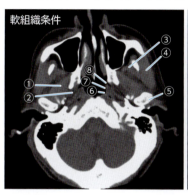 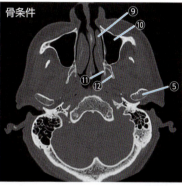

図7　上顎洞レベルのCT正常像
①外側翼突筋，②内側翼突筋，③側頭筋，④咬筋，⑤下顎頭，⑥ローゼンミュラー窩，⑦耳管隆起，⑧耳管開口部，⑨下鼻甲介，⑩上顎洞，⑪蝶形骨翼状突起内側板，⑫蝶形骨翼状突起外側板

表1　代表的な組織および物質のCT値

空気	−1,000	海綿骨	100〜300
水	0	皮質骨	800〜1,500
脂肪	−100〜−50	象牙質	1,500〜2,000
血液・膿汁	30〜60	エナメル質	2,000〜3,000
筋肉・リンパ節	30〜60	インプラント体	3,000〜4,000

(2) 歯科用CT

　X線を"円錐状（コーン状）"に照射し，対側の二次元検出器でデータを収集し，1回転することで3次元的なボリュームデータを得ることができます．医科用CTと比較して以下の利点と欠点を有します．

利点

- 空間分解能が高い（図8）
- 被曝線量が少ない
- 金属のアーチファクトが少ない（図8）

欠点

- 軟組織の描出能が低い
- 定量性のあるCT値が存在しない

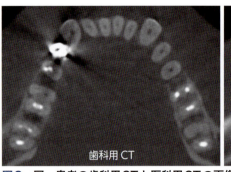 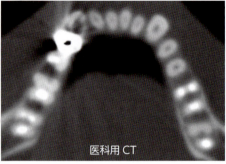

歯科用CT　　　　　　　　　　　　医科用CT

図8　同一患者の歯科用CTと医科用CTの画像
歯科用CTの方が医科用CTに比較して，細かい部分まで描出されている（高分解能）．さらに，右側下顎第一小臼歯のメタルクラウンによるアーチファクトが，歯科用CTに比較して医科用CTの方が顕著である（飯久保，2013）[1]

(3) 核磁気共鳴画像検査（MRI）

　核磁気共鳴現象（MR現象）を利用して人体の断層画像を得る検査法です．水素原子（プロトン）を画像化したもので，特に水と脂肪に含まれる水素原子の分布をみており，軟組織の描出に優れています（図9）．代表的な撮像法であるT1強調画像とT2強調画像において，組織による信号強度の違いを知っておくことは疾患を診断する上で重要です（表2）．

　MRIは以下に示す利点と欠点を有しています．

利点
・放射線被曝がない
・組織分解能（組織の違いを見分ける性能）が高い
・撮像法を変えることで病変の質的診断が可能

欠点
・チタン製以外の体内金属（ペースメーカーなど）を有する患者に対しての検査は原則不可
・撮影時間が長い
・歯などの硬組織の描出が劣る
・空間分解能が低い

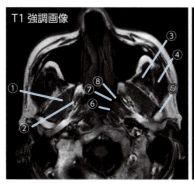 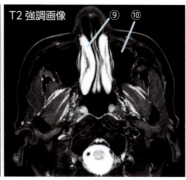

図9 上顎洞レベルのMRI正常像
図7の医科用CT画像と比較すると，組織分解能が高いことがわかる
①外側翼突筋，②内側翼突筋，③側頭筋，④咬筋，⑤下顎頭，⑥ローゼンミュラー窩，⑦耳管隆起，⑧耳管開口部，⑨下鼻甲介，⑩上顎洞

表2　代表的な組織の信号強度

	T1強調画像	T2強調画像
空気	無	無
水	低	高
脂肪	高	中〜高
骨髄	高	中〜高
リンパ節	中	高
筋肉	低〜中	低〜中
石灰化物	無	無

(4) 超音波検査

　超音波（人間が聞くことのできる音の周波数[20Hz〜20KHz]よりも高い周波数の音波）を体表から体内に当て，反射成分を画像化する検査法です．異なる密度を有する物質（組織）に当たった反射成分の違いを解析しています．装置は本体と探触子（プローブ）から成り立ち，そのほとんどが簡単に移動することが可能です（図10A, B）．軟組織の描出に優れていることから，唾液腺疾患やリンパ節の診断に用いられます（図10C）．

　以下に示す利点と欠点を有しています．

利点

・放射線被曝がない
・リアルタイムで画像が見られる
・ドプラー効果を利用することで血流の描出が可能

欠点

・骨や空気の存在に弱い
・視野が狭い（解剖学的な位置関係が分かりにくい）
・術者の経験に依存する

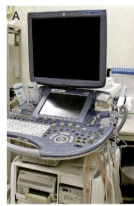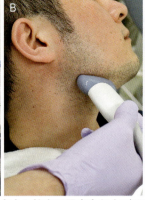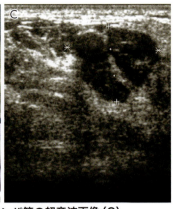

図10　超音波検査の装置（A）と検査風景（B）およびリンパ節の超音波画像（C）

(5) 核医学検査

　体内にごく微量の放射線を出す性質をもった放射線性薬剤（RI）を投与し，体内から放出される放射線をシンチレーションカメラによって検出する検査法で，全身を1回の検査で撮影できます．臓器や病変の形態学的な所見というよりは，薬剤の動態，組織の機能を画像化するもので，「存在診断」に加えて「機能診断」を行うことができます．投与する薬剤によって沢山の種類がありますが，歯科医師として以下の4つを覚えておくとよいでしょう．

- 骨シンチグラフィ：骨代謝の盛んな部位に集積する（図11）
- Gaシンチグラフィ：腫瘍細胞や炎症巣に集積する
- 唾液腺シンチグラフィ：唾液腺に集積し，その後唾液として排出される
- FDG-PET：糖代謝が盛んな組織に集積される．特に悪性腫瘍は，増殖のために糖を多く摂取することから高集積を示す．そのため，腫瘍の良悪性の鑑別や転移巣の検索に有用である（図12）

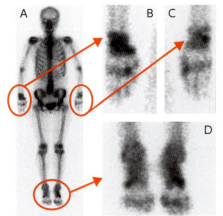

図11　反応性関節炎患者の骨シンチグラフィ画像（A：全身像，B〜D：拡大像）
両側手根部と両側足根骨外側の関節部に強い集積がみられる．炎症による関節部の骨破壊を示している（飯久保ほか，2005）[2]

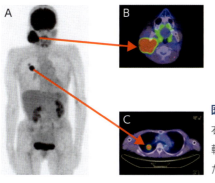

図12　耳下腺がん患者のFDG-PET画像
右耳下腺および右肺に強い集積がみられる．耳下腺がんの肺転移が疑われる．PETは断層撮影法であるため，全身像（A）だけでなく，断層画像（B，C）としての表示も可能である

2　その他の主な検査

❶ 血液学的検査

検体として血液を採取し，血液中の各種の物質の濃度や働きを測定します．

1) 血液一般検査
(1) **血球検査**：白血球，赤血球，血小板，ヘモグロビン，など
(2) **凝固系関連**：出血時間，血小板凝集能，など

2) 生化学検査
(1) **タンパク関連**：タンパク分画，総タンパク，IgG，IgA，IgM，C3，C4，など
(2) **酵素関連**：AST（GOT），ALT（GPT），ALP，LDH，γ-GTP，など
(3) **脂質代謝関連**：総コレステロール，HDLコレステロール，LDLコレステロール，など
(4) **糖代謝関連**：血糖，空腹時血糖，ブドウ糖負荷試験，HbA1c，など
(5) **微量元素**：総鉄結合能，不飽和鉄結合能，Fe，Cu，Zn，など
(6) **腫瘍マーカー**：α-フェトプロテイン，CEA，CA19-9，SCC，CA125，PSA，など

3) 免疫血清学検査
(1) **炎症マーカー**：RF，CRP，ASLO，SAA，など
(2) **感染の抗原・抗体**：HBs抗原，HBs抗体，HBc抗体，HCV抗体，HIV抗体，など
(3) **自己抗体**：抗SS-A抗体/抗SS-B抗体（Sjögren症候群），抗デスモグレイン3抗体（天疱瘡），抗BP180抗体（類天疱瘡），など

❷ 唾液分泌検査

唾液分泌量を測定する機能的検査法で，測定法と基準値は以下の通りです．

1）吐唾法

安静時唾液測定法の一つです．試験管の中に唾液を吐き，総容量を測定します．
正常値＞1.5ml/15分．

2）ガムテスト

刺激時唾液測定法の一つです．ガムを噛んで試験管の中に唾液を吐き，総容量を測定します．
正常値＞10ml/10分．

3）サクソンテスト

刺激時唾液測定法の一つです．ガーゼを噛んで唾液を集め，総重量からガーゼの重量を引いて測定します．
正常値＞2g/2分．

❸ 真菌培養同定検査

口腔カンジタ症などの真菌感染症の起因菌を診断するには，口腔粘膜や咽頭分泌物を綿棒などで採取し，分離培養により菌の存在を同定します．

CHROM agar Candida寒天培地は主要なカンジダ菌種（*C. albicans*，*C. glabrata*，*C. tropicalis*，*C. parapsilosis*，*C. krusei*）を色分けすることで，菌種の推定が可能です（図13）．

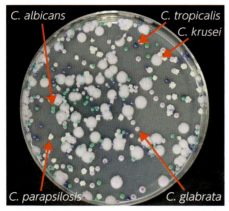

図13 カンジダ菌は35℃，48時間好気的に培養後，観察・判定する
口腔内に高頻度で発現する*C. albicans*のコロニーは緑色を呈する

❹ 病理学的検査

1) 病理組織学的検査

　生体から採取された組織から標本を作成し，病理組織学的診断を行います．手術にて生体組織（各臓器の一部）を切除し採取する他に，内視鏡や生検針などを用いて組織を採取する場合もあります（生検）．

　口腔粘膜疾患の生検では病変部と健康粘膜境界部より口腔粘膜を採取し，10％中性ホルマリン固定後にH-E染色し，光学顕微鏡観察が一般的です（図14）．必要に応じて種々の固定法や染色法を行います（図15）．電子顕微鏡や走査電子顕微鏡などを用いる場合もあります．すべての口腔疾患において，確定診断の根拠となりうる所見を提示します．

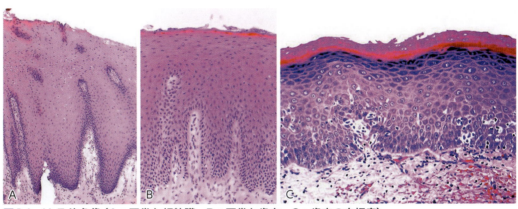

図14 H-E染色像（A：正常な頬粘膜，B：正常な歯肉，C：歯肉の白板症）

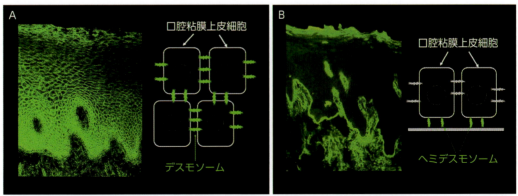

図15 蛍光抗体直接法（IgG）（A：天疱瘡における口腔粘膜上皮細胞の細胞間橋に一致したIgGの沈着，B：類天疱瘡における基底膜に一致したIgGの沈着）

2) 細胞診

(1) 擦過細胞診

口腔粘膜表面を綿棒やブラシ（歯間ブラシ，細胞診専用のブラシなど）で擦過し，採取した細胞を染色後に光学顕微鏡で観察します．染色には，Papanicolaou染色（図16），May-Giemsa染色，Gram染色などが用いられます．

- 核と細胞の比の増大，核小体の腫大，核内の空胞化，核縁の肥厚，核クロマチンの不均等な分布などの所見
  → 前癌病変，悪性腫瘍の診断に有効
- 多核巨細胞，核内封入体の所見
  → ウイルス性口内炎の診断に有効
- Tzanck試験；小水疱，びらん表面を擦過して採取すると剥離した棘融解細胞（Tzanck細胞）がみられる
  → 天疱瘡の診断に有効

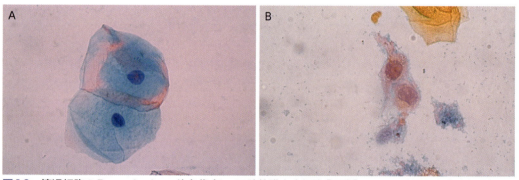

図16 擦過細胞のPapanicolaou染色像（A：口腔粘膜上皮細胞［正常］，B：口腔扁平上皮癌細胞）

(2) 穿刺吸引細胞診

口腔粘膜下組織や顔面皮下組織に局在する深在性病変では針を刺入し，陰圧により病変部から細胞を吸引，採取します．なお，細胞診の詳細については細胞診ガイドライン（公益社団法人日本臨床細胞学会編）を参照してください．

文献

1) 飯久保正弘．歯科用コーンビームCTにおける歯根破折様のアーチファクト―正しく理解して誤診を防ぐ！歯界展望．2013；122(6)：1017-1020．
2) 飯久保正弘，小林あかね，阪本真弥，ほか．全身疾患と口腔症状に関する診断学的研究（第6報）歯性病巣感染が原因と思われた反応性関節炎の2例．日口診誌．2005；18(1)：118-122．

2章

口腔疾患診断トレーニング
〈症例〉

症例 1 ① 杉浦康史，神部芳則

問題　顔貌が非対称の患者が来院したらどうしますか？①

　40歳，男性の患者さん．約20年前から右頰部の腫れを自覚していましたが，その他には自覚症状もないので放置していました．最近になり，顔貌の非対称を友人に指摘されて心配になり，まずはあなたの歯科医院に来院されました．

　問診の結果，右側咬筋部に限局して弾性軟の腫脹があり，皮膚は正常色，圧痛もなく境界が不明瞭です．また，開口障害もありません．

　鑑別疾患をあげて，どのように患者さんに説明しますか？

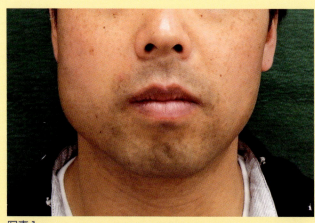
写真1

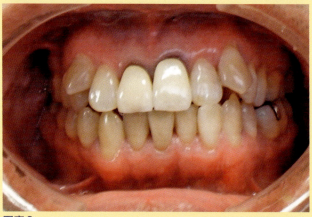
写真2

主訴・画像から読み取れること

問診所見

患者「約20年前から右頰部の腫れを自覚していた……」
▶ かなり経過が長いようです．

患者「その他には自覚症状もなく，皮膚は正常色で圧痛もなく，境界が不明瞭……」
▶ 炎症を疑う所見はないようです．また，病変部の境界が不明瞭であり，限局した腫瘍でもないようです．

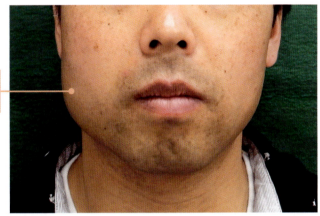

発赤なし，柔らかい，境界不明瞭

写真1（再掲）

口腔内所見

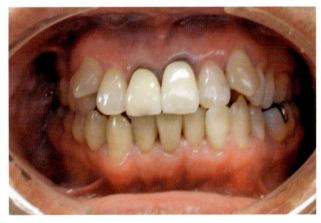

写真2（再掲）

▶ 前歯部では歯列の不正はあるものの，臼歯部の咬合状態は良好で問題ないようです．

症例1①

診断

　約20年前から腫れがあるとのことで，かなり経過が長いようです．この場合，急性炎症（流行性耳下腺炎，歯性感染など）や，急速に発達する悪性腫瘍は除外されます．
　また自覚症状がないので，軟組織または骨格の異常（顎変形症）や，緩やかに増大する良性腫瘍が鑑別にあげられます．しかし，病変が軟らかいことから，骨格の異常は考えにくいです．また，良性腫瘍では境界が明瞭なことが多く，軟組織に異常があると予想されます．この症例では病変の位置は咬筋なので，咬筋肥大症がもっとも考えられます．
　確定診断のためにはMRIで画像的に精査することが必要です．

鑑別疾患

① **顎変形症**：骨格の異常です．かみ合わせが不正なことが多いです．
② **良性腫瘍**：脂肪腫や血管腫などが咬筋部にみられるものがあります．発育は緩やかで症状がないことがほとんどです．また咬筋に近接する部位には耳下腺があり，耳下腺腫瘍により顔貌の変形をきたすこともあります．
③ **顎骨骨折**：外傷の既往があります．
④ **顎関節脱臼**：過度の開口によって生じ，開口が困難になります．

診断　右側咬筋肥大症

- 咬筋の慢性肥大で，片側性と両側性があります
- 耳下腺咬筋部，下顎角部の膨隆と顔面の変形を示す疾患です
- 咬筋の活動性肥大が原因と考えられています

患者さんへの伝え方，疾患の理解

患者さんへの説明

歯科医師「症状から，炎症や腫瘍性の病変は否定的で，最も疑われる疾患は咬筋という，噛むときに働く筋肉の肥大です」→原因の説明

歯科医師「歯ぎしり，片側性咬合，歯のくいしばりなどが主な原因といわれていますが，片側で物をかむような癖はありませんか？ この病変では治療をしなくても，特に問題はありません」→予後の説明

歯科医師「もし整容を希望される場合は，咬筋の部分切除と下顎角部の切除を行うことで改善が見込めます．その際は全身麻酔での手術となります．良性腫瘍や顎関節症など他の疾患も完全には除外できないので，MRIなどの画像検査で鑑別する必要があります．一度，口腔外科専門医の診察を受けることをお勧めします」→今後の治療方針

画像所見

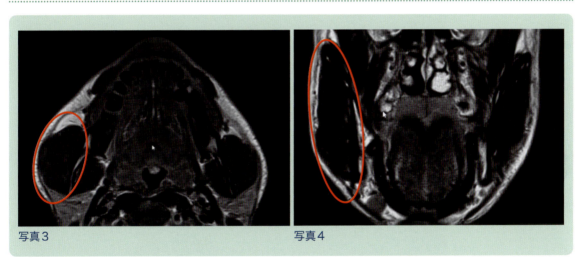

写真3　　　　　　　　　　　写真4

▶ MRIでは右側の咬筋（赤線で囲った部分）が左側と比べて肥大しています．

症例1② 杉浦康史，神部芳則

問題

顔貌が非対称の患者が来院したらどうしますか？②

　32歳，男性の患者さん．数カ月前から右下顎臼歯部に違和感がありました．1週間前から右下臼歯部に疼痛を自覚し，3日前から38℃の発熱があり，右頬部が次第に腫脹してきました．右下顎臼歯部の複数歯にかけ咬合痛があり，食事も困難となってきたため，あなたの歯科医院に来院されました．
　鑑別疾患をあげて，どのように患者さんに説明しますか？

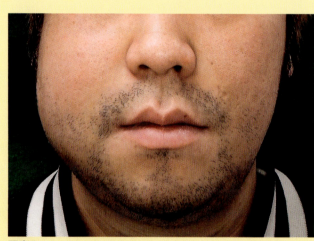
写真1

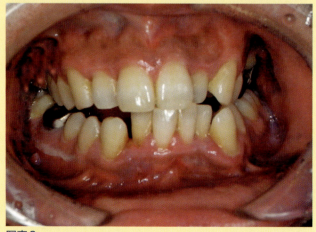
写真2

主訴・画像から読み取れること

問診所見

患者「1週間前から右下顎臼歯部に疼痛を自覚……」
▶ 6┃頬側根尖相当部の歯肉に瘻孔があり周囲は腫脹しています．

患者「右下顎臼歯部の複数歯にかけ咬合痛があり……」
▶ 6┃に補綴物が装着されており，原因歯であることが想像できます．

口腔内所見

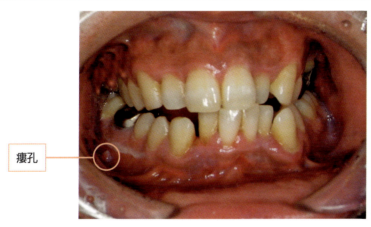

写真2（再掲）

画像所見

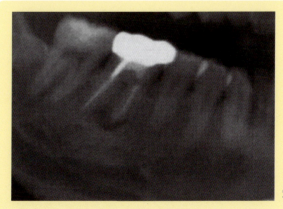

写真3

▶ パノラマX線写真では6┃の根尖部に透過像があり，その周囲にびまん性に骨硬化像が認められます．

> 症例1 ②

診断

　右側頬部の腫脹があり，全身的にも発熱があることから炎症を疑います．腫れる前に下顎右側臼歯の違和感を自覚しており，歯性の病変が考えられます．6⏌の頬側歯肉には瘻孔を認めることから，根尖病巣の存在が疑われます．X線写真でも6⏌近心根の根尖部に透過像が確認できます．神経麻痺や激しい疼痛などは見られないことから，下顎骨周囲の比較的限局した炎症が最も疑われます．

鑑別疾患

① **下顎骨骨折**：外傷やその二次感染で顔面が非対称になることがあります．
② **顎変形症，咬筋肥大**：奇形による顔の変形です．
③ **顎関節脱臼**：閉口不可，咬合異常が特徴で，自覚がない場合もあります．
④ **気腫**：歯科治療など医原的な理由で生じることがあり，捻髪音が特徴です．
⑤ **腫瘍，耳下腺炎**：限局的な腫脹や腫瘤を認める場合には鑑別が必要です．

> **診断** 右側下顎骨周囲炎（原因：6⏌根尖性歯周炎）

治療

　血液検査，画像検査を行い，炎症の程度や範囲，膿瘍形成の有無を確認します．抗菌薬，消炎鎮痛薬を投与し，膿瘍が形成されている場合は切開し，排膿させます．消炎後に原因歯の治療（根管治療や抜歯）を行います．

患者さんへの伝え方，疾患の理解

患者さんへの説明

歯科医師「これまでの経過や現在の症状から，右下の第1大臼歯が原因の炎症で，発熱と頬部の腫脹が生じていると考えられます．炎症の程度や範囲を診断するには血液検査とCTなどの画像検査を行う必要があります」→診断の説明

歯科医師「下顎歯肉に膿瘍が限局していれば局所麻酔を行い切開・排膿処置を行い，抗菌薬を処方します．膿が溜まっている場合はどのような細菌が感染しているか検査することも大事です」→今後の処置の説明

歯科医師「高熱があり，食事摂取が困難であれば，点滴での治療が必要なことがあります．また口が開かない，頸部の腫脹が強い，息苦しい，声が変わっている，といった所見がある場合には危険な場所に膿瘍を生じている可能性があり，全身麻酔での手術をしなければならないこともあります．このような検査や治療が可能な病院で口腔外科の専門医の診察を受ける必要があります」→重症になった場合の対応の説明

画像所見

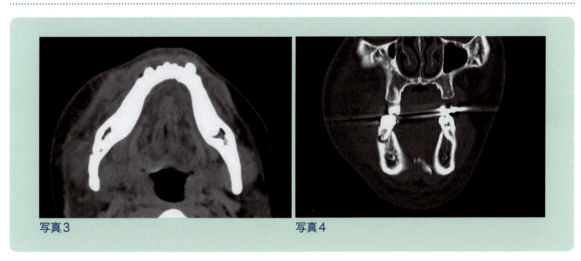

写真3　　　　　　　　　　　写真4

▶軟組織の腫脹はあるものの膿瘍形成はみられず，6̄ に根尖病巣を認めます．

治療

CT画像で明らかな膿瘍の形成はみられず，抗菌薬の投与で消炎が行われました．

症例 2　川嶋理恵，神部芳則

問題　顎下部の腫脹，腫瘤を主訴に患者が来院したらどうしますか？

　55歳，男性の患者さん．3日前より右側の顎の下が腫れているとの主訴を訴え，あなたの歯科医院に来院されました．その他の局所的所見としては舌の下に痛みがあると訴えがあり，全身的所見としては37℃以上の発熱があるとのことです．
　鑑別疾患をあげて，どのように患者さんに説明しますか？

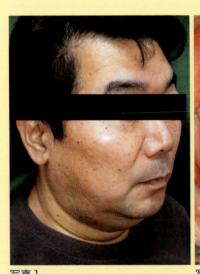
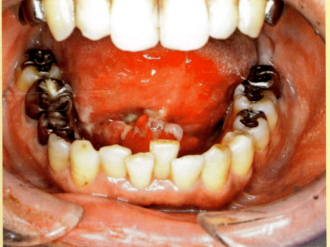

写真1　　　　　　　写真2

34

主訴・画像から読み取れること

問診所見

患者「3日前より右側の顎の下が腫れています……」
▶ 右側顎下部の顎下腺が腫れているようです．また同部位には自発痛や圧痛，軽度発赤を認めています．

患者「舌の下に痛みがあります……」
▶ 右側顎下線開口部である右側舌下小丘部に自発痛，圧痛と発赤，腫脹を認めています．また舌下小丘からの唾液の流出は不良で，排膿を認めています．さらにパノラマX線像では，右側顎下腺体部と考えられる部位に石灰化物様のX線不透過像を認めています．

患者「37℃以上の発熱があります……」
▶ 全身的な炎症反応を伴っているようです．

顔貌・画像所見

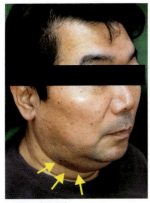

写真1（再掲）

▶ 右側顎下部の顎下腺が腫れています（矢印）．

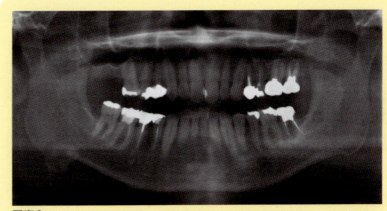

写真3

▶ パノラマX線写真では右側下顎角付近に不正形の石灰化像を認められます．

症例 2

診断

　右側顎下腺の腫脹と右側舌下小丘からの排膿があり，顎下腺の炎症が疑われます．さらにパノラマＸ線写真では右側の顎下腺体部付近に唾石を思わせる石灰化物を認めており，右側顎下腺唾石症に伴う急性顎下腺炎が最も疑われます．

鑑別疾患

① 顎下腺炎
② 顎下腺腫瘍
③ ガマ腫
④ 顎下リンパ節炎
⑤ リンパ腫
⑥ IgG4関連疾患（ミクリッツ病）
⑦ 側頸嚢胞

鑑別の要点

　顎下部に腫脹をきたすのは顎下腺や顎下リンパ節の病変が多く，痛みや皮膚の発赤の有無，触診による硬さなどの症状から，炎症性病変か腫瘍性病変かを判断します．唾石症などによる慢性の顎下腺炎では腺体が線維化し，硬い腫瘤として触れます．ガマ腫や側頸嚢胞では波動を触知します．診断にはCTやMRIなどの画像検査が必要になります．多発性や両側性の場合は感染症やIgG4関連疾患，リンパ腫などの全身性の病変を考慮します．

診断　右側下顎腺腺体内唾石に伴う急性顎下腺炎

治療

　発熱や唾液腺開口部からの排膿など急性の炎症症状を認める場合には，抗菌薬投与による消炎治療が必要となり，消炎後に唾石摘出術を行います．

　唾石が顎下腺開口部付近にある導管内唾石の場合で，唾液腺開口部に炎症が認められる場合には唾石が自然排出されることもあります．自然排出されない場合には口底粘膜からアプローチして唾石摘出を行います．本症例のように腺体内に唾石を認める顎下腺体内唾石の場合には顎下腺摘出術の適応となります．

患者さんへの伝え方，疾患の理解

患者さんへの説明

歯科医師 「顎の下にある顎下部が腫れる原因はさまざまで，唾液を作る組織である顎下腺自体が腫れている場合と，口腔内などの炎症や悪性腫瘍などが原因で首のリンパ節が腫れている場合があります．また，唾液腺やリンパ節の腫瘍が原因で首が腫れることもあります」→原因の説明

歯科医師 「X線写真では通常見られない石のような硬い組織が顎下腺に一致して写っており，さらに舌の下の唾液の出口が腫れて炎症を起こしているようなので，唾石症による急性の顎下腺の炎症が考えられます．唾液の出口からは膿が出ており，まずは全身的に炎症を抑える抗菌薬を飲んでいただく必要があります．その後，唾石を取り除く手術が必要ですので，早めに口腔外科のある病院を受診してください」→今後の対応の説明

画像所見

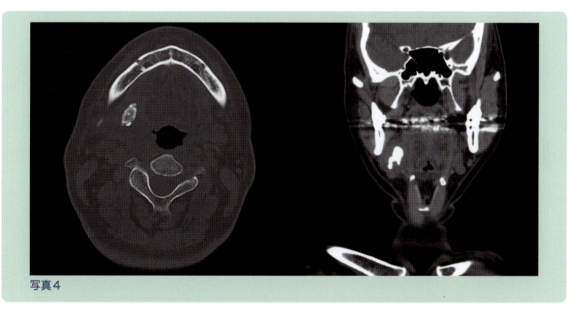

写真4

▶左：軸位断，右：冠状断．右側顎下腺腺体内に石灰化像（唾石）を認めます．

症例3　山崎裕子，神部芳則

問題

多発性に頸部リンパ節の腫脹を生じた患者が来院したらどうしますか？

　68歳，女性の患者さん．数年前よりときどき右の大臼歯部に痛みを感じていたそうですが，そうしたときにはしばらく放置すると治っていたため，特に医療機関を受診することはなかったそうです．

　今回も1週間前から右頬部に違和感がありましたが，様子をみていると2日前に右頬部の拍動性の自発痛とともに右側頸部が腫れてきたので，あなたの歯科医院に来院されました．

　問診の結果，頸部リンパ節の圧痛が著明で，その周囲にも複数の腫瘤を触知しました．全身所見としては38.2℃の発熱があり，顔色不良で，「口が開かないし，飲み込むときに痛みがあるので固形の食事をほぼ食べられませんでした」と力なく訴えていました．

　鑑別疾患をあげて，患者さんにどのように説明しますか？

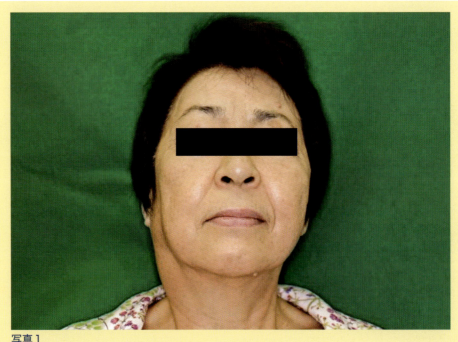

写真1

主訴・画像から読み取れること

問診所見

患者　「数年前よりときどき右の大臼歯部に痛みを感じていたが，しばらく放置すると治っていたため……」

▶ 以前より同部位の繰り返しの疼痛の既往があり，今回もその症状の再燃のようです．

患者　「2日前に右頬部の拍動性の自発痛とともに右側頸部が腫れて……」

▶ 拍動性の自発痛，頸部腫脹からリンパ節の腫脹が認められ，炎症が憎悪していることが疑われます．

患者　「38.2℃の発熱と顔色不良，『口が開かないし，飲み込むときに痛みがあるので固形の食事をほぼ食べられませんでした』という訴え……」

▶ 開口制限と嚥下痛が認められ，炎症が周囲組織に波及しているようです．また経口摂取が困難のために体力が消耗していることがうかがわれます．

画像所見

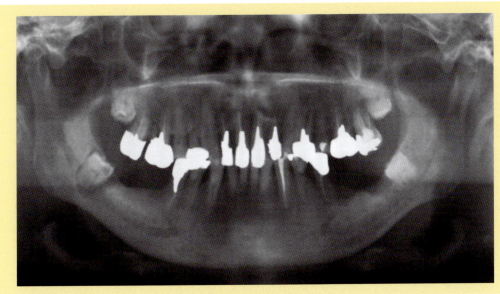

写真2

▶ 8┘が埋伏し，周囲には骨の吸収像を認めます．

症例 3

診断

多発性のリンパ節腫脹との主訴から，まず腫瘍性か炎症性かの鑑別診断が必要となります．自発痛，圧痛を伴い，発熱していることから炎症性のリンパ節腫脹が疑われます．

複数回にわたる臼歯部の自発痛の既往，右側頬部の腫脹から下顎右側臼歯部の炎症が原因と考えられます．パノラマX線写真を確認すると 8| 歯冠周囲に骨の吸収像を認めることから，智歯周囲炎による多発性のリンパ節炎の可能性が指摘されます．

また，右側顔面から頸部皮下にかけて著明な炎症性浮腫が認められ，開口障害や嚥下痛が発症していることから，炎症が広範囲に波及していると考えられます．

鑑別疾患

頸部に多発性リンパ節腫脹を生じる他の疾患としては，

①感染症
1) ウィルス性：伝染性単核症，風疹など
2) 細菌性：猫ひっかき病，結核性リンパ節炎，梅毒性リンパ節炎
3) その他：トキソプラズマ症

②リンパ腫

③口腔癌など悪性腫瘍のリンパ節転移

鑑別の要点

リンパ節の腫脹は炎症（感染症）によるものの頻度が高く，その他に腫瘍による場合があります．炎症による場合は口腔内にも症状を伴うことが多いので，口腔内，歯や歯周組織，口腔粘膜，唾液腺などを診察します．炎症が原因でのリンパ節腫脹は，発熱などの全身症状を伴い可動性で圧痛が顕著ですが，両側性あるいは多発性で痛みも顕著でない場合は，梅毒，結核，トキソプラズマ症，猫ひっかき病なども考慮し問診します．腫瘍（リンパ腫）の場合は痛みに乏しく，硬いリンパ節の腫大を触知します．腫脹したリンパ節の個数や内部構造の評価にはエコー，CT，MRIが有効で，必要に応じて血液検査を行います．

診断 右下智歯周囲炎による頸部リンパ節炎

治療

抗菌薬を投与し，消炎後に原因菌の処置を行います．

患者さんへの伝え方，疾患の理解

患者さんへの説明

歯科医師 「頸部のリンパ節が多発性に腫れているようです．リンパ節が多発性に腫れる原因はリンパ腫から全身的な感染症などさまざまですが，自発痛，圧痛を伴ったリンパ節の腫大から判断して，右下の智歯周囲の炎症が波及したものと思います」→疾患の説明

歯科医師 「開口制限と嚥下痛が認められことから周囲にかなり炎症が広がっていることも考えられます．炎症の重症度と腫脹したリンパ節の状態や炎症の範囲を評価する必要があります．そのためには，血液検査，ＣＴやＭＲＩなどの画像検査が必要です．食事がとれていないようなので，場合によっては栄養の管理も必要になります．このような検査が可能で，口腔外科の専門医のいる病院を受診してください」→今後の対応の説明

画像所見

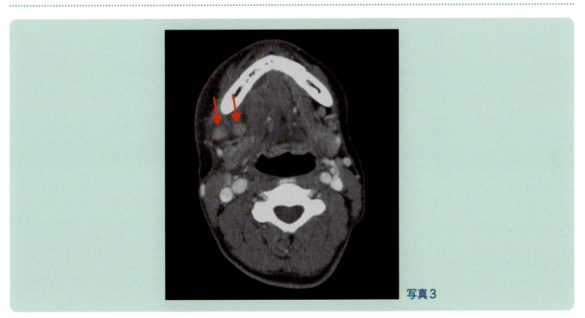

写真3

▶CT画像では右側頸部のリンパ節が多発性に腫脹しているのが確認できます（矢印）．

病院での対応

抗菌薬の点滴静注が行われ，消炎後に $\overline{8|}$ の抜歯が行われました．

症例4① 顔面が発赤している患者が来院したらどうしますか？①

20歳，女性の患者さん．4日前より左下の親知らず周囲に痛みがあったそうです．3日前には左頬部の腫脹と下顎周囲の腫脹を自覚するようになっていました．さらに口が開けにくくなり，唾液嚥下困難や呼吸苦も生じてきたため，あなたの歯科医院に来院されました．体温は38.5℃と高熱で，左右顔面から頸部まで腫脹・発赤が強く，熱感も認めています．また，開口障害もあります．
鑑別疾患をあげて，どのように患者さんに説明をしますか？

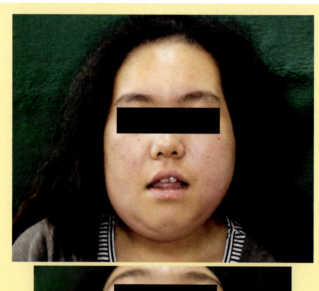

写真1

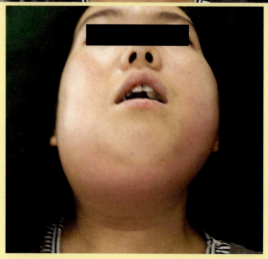

写真2

主訴・画像から読み取れること

問診所見

患 者 「4日前より左下の親知らず周囲に痛みがあった……」
▶ 親知らず周囲の痛みが初発症状のようです．

患 者 「3日前には左頬部の腫脹と下顎周囲の腫脹を自覚するようになっていました……．さらに口が開けにくくなり，唾液嚥下困難や呼吸苦も生じてきたため……体温は38.5℃と高熱で，左右顔面から頸部まで腫脹・発赤が強く，熱感も認めています．また，開口障害もあります……」
▶ 下顔面から頸部まで急性炎症が波及しているようです．呼吸苦もあり気道が狭窄している可能性があります．さらに全身症状も伴っています．早急な対応が必要です．

顔貌・画像所見

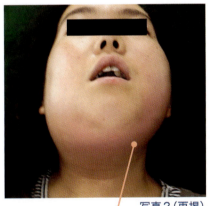

写真2（再掲）

顔面の非対称と腫脹を認めます．さらに頸部まで発赤を認めています

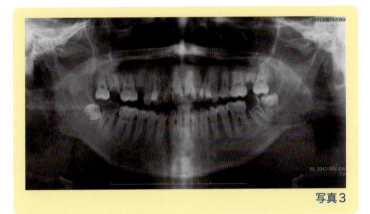

写真3

▶ パノラマX線写真では，7|7 は齲蝕が歯髄まで及んで，8|8 は歯冠が形成された状態で埋伏していることが確認できます．

診断

身体所見より下顔面から頸部に及ぶ急性炎症を疑います．問診で以前から歯痛があったことから，智歯周囲の炎症由来の炎症であることも推測されます．呼吸苦と訴えていることから気道の狭窄など至急評価する必要があります．口底部蜂窩織炎を最も疑いますが，確実な診断のためには血液検査や造影CT撮影を行い，原因が何か，そして膿瘍形成の有無などを画像的に確認をする必要性があります．

膿瘍の形成や気道の狭窄を認める場合には，直ちに外科的な対応が必要です．

鑑別疾患

① 炎症：智歯周囲炎・丹毒・頬部蜂窩織炎・壊死性筋膜炎など
② 皮膚疾患：伝染性紅斑，アトピー性皮膚炎など
③ 自己免疫疾患 (膠原病)：全身性エリテマトーデス (SLE)・皮膚筋炎・多発性筋炎など

診断　口底部蜂窩織炎

治療

蜂窩織炎は，細菌感染によって組織内にびまん性に炎症が波及する疾患です．発症した体の部位により名前が変わります．血液検査や造影CTでの画像評価を行うことで容易に鑑別できます．

治療方法は，膿瘍を形成している場合は切開・排膿させることが必要で，軽度であれば抗菌薬の内服，または，重度であれば抗菌薬の静脈内投与を行います．

患者さんへの伝え方，疾患の理解

患者さんへの説明

歯科医師「これまでの経過，現在の症状から歯が原因の急性炎症を疑います．顎の下，頸部まで皮膚が赤く腫れており，息苦しさもあるようですので，気道が圧迫されている可能性があります」→症状の説明

歯科医師「この状態がさらに進むと気道が閉塞して息ができなくなる恐れがあります．大至急，CTやMRIなどの画像検査をする必要があります．また，血液検査で炎症の程度を評価することも重要です．膿瘍の形成など，症状によっては緊急に手術が必要なこともあります．救急の対応が可能な総合病院の口腔外科をただちに受診してください」→今後の対応の説明

血液検査

検査項目	検査値
白血球数	$20.6 \times 10^3/\mu l$
赤血球数	$466 \times 10^4/\mu l$
ヘモグロビン	14.3 g/dl
血小板数	$29.0 \times 10^4/\mu l$
CRP	23.60 mg/dl

▶血液検査より，白血球やCRPがかなり高値を示しています．

画像所見

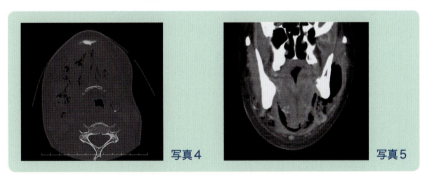

写真4　　写真5

▶CT画像では気道の狭窄と多数のエアー像を認めます．

治療

画像所見から嫌気性菌による感染と診断し，直ちに全身麻酔下に膿瘍腔の解放が行われ，ICUでの全身管理が行われました．

症例4② 作山 葵, 神部芳則

問題 顔面が発赤している患者が来院したらどうしますか？②

　51歳，男性の患者さん．診療室に入ってくると，ひと目で顔面の発赤が顕著にわかりました．

　3日前より左側顔面の発赤，腫脹と39.5℃の発熱を生じたため近くの内科を受診したそうです．インフルエンザ検査は陰性であり，PL顆粒やカロナール®を処方されたものの効果がなく，歯性炎症が疑われたため，あなたの歯科医院に来院されました．

　左側顔面の額から頬部，鼻から耳介部まで発赤，熱感，腫脹を認め，皮膚には鱗屑を伴っていました．熱を測ると40℃を超えていました．口腔内に炎症所見は認めず，開口障害も認めません．

　鑑別疾患をあげて，どのように患者さんに説明をしますか？

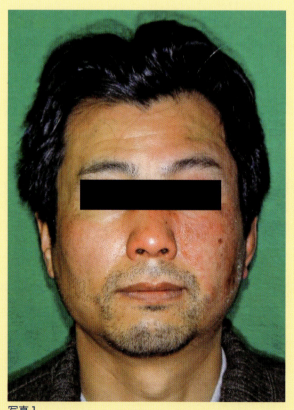

写真1

主訴・画像から読み取れること

問診所見

患者「3日前より左側顔面の発赤，腫脹と39.5℃の発熱を生じたため近くの内科を受診し……インフルエンザ検査は陰性であり，PL顆粒やカロナール®を処方されたものの効果がなく……」

▶ 顔面の発赤や発熱は全身性の炎症でもみられますが，インフルエンザや風邪は否定的です．

患者「顔面の発赤が顕著にわかり……」

▶ 第一には歯性炎症が疑われるため，X線検査，口腔内の精査が必要です．

患者「口腔内に炎症所見は認めず……」

▶ 歯性炎症以外の疾患を考えます．

顔貌・画像所見

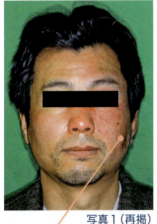

写真1（再掲）

顔面は対称であり，腫脹と発赤・熱感を認めています

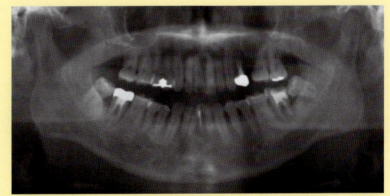

写真2

▶ 6|6，|5に著明な歯槽骨の吸収像と，|8の埋伏を認めます．

診断

顔面の症状から歯性炎症を考えますが，臨床的に歯性感染症を示唆する所見に乏しいため，皮膚疾患や膠原病を疑います．

鑑別疾患

① **炎症**：智歯周囲炎，頬部蜂窩織炎，壊死性筋膜炎など
② **皮膚疾患**：丹毒，伝染性紅斑，アトピー性皮膚炎など
③ **自己免疫疾患（膠原病）**：全身性エリテマトーデス（SLE）・皮膚筋炎・多発性筋炎など

歯科医院での診断：頬部蜂窩織炎あるいは皮膚疾患の疑い

病院での対応

血液検査で白血球数の増加やCRPの上昇を認めたものの，歯性炎症を示す所見がないため，皮膚科に対診しました．

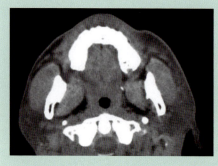
写真3

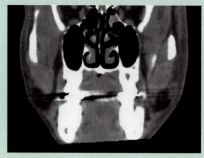
写真4

▶ 歯性炎症を示す所見はみられません．

【血液検査】

検査項目	検査値
白血球数	$10.9×10^3/\mu l$
赤血球数	$518×10^4/\mu l$
ヘモグロビン	15.3g/dl
血小板数	$10.3×10^4/\mu l$

検査項目	検査値
CRP	25.97 mg/dl
ASO	34
ASK	160

▶ 血液検査より，白血球やCRPがかなり高値を示しています．

患者さんへの伝え方，疾患の理解

患者さんへの説明

- 歯科医師「顔面皮膚の発赤や腫脹を生じる原因として，最も考えられるのは歯が原因の炎症です」→現状で考えられる原因の説明
- 歯科医師「X線写真で見ると歯周病の進行した歯が何本かみられますが，歯肉の状態や粘膜に炎症が広がっていたり，膿が溜まっている所見はありません」→症状の説明
- 歯科医師「歯が原因の蜂窩織炎を完全に否定するには，CTなどの画像検査が必要になりますが，今の状態からは丹毒などの皮膚疾患や膠原病などが疑われます．紹介状を書きますので，ただちに皮膚科を受診してください」→今後・治療方針の説明

最終診断　顔面丹毒

- 丹毒の診断で最も重要なのは視診です．口腔内に特に何も異常所見が認められず，皮膚の表層に発赤が認められます．また，触ると痛く，高熱を生じます
- 検査は血液検査（白血球，CRP，赤沈，ASO，ASKなど）を調べます
- 好発部位は下肢と顔面です
- 起因菌はA群溶連菌がほとんどのため，それをカバーする抗菌薬（ペニシリン系もしくはセフェム系）を用います．症状が治まっても，7〜10日間は抗菌薬を継続します．軽度の場合は内服で，重度の場合は点滴静注を用います

治療

ペニシリン系抗菌薬の投与が行われました．

症例5① 大田原宏美，神部芳則

問題

神経麻痺，知覚の異常を訴えて患者が来院したらどうしますか？①

　61歳，男性の患者さん．約半月前より，左下顎小臼歯部の歯肉腫張と，左頬部の腫脹を自覚したようですが，そのまま様子を見ていました．症状の改善がなく，左下唇とオトガイ部のしびれを生じたことから，あなたの歯科医院に来院されました．

　全身状態は良好で，発熱はありませんが，左側頬部に軽度発赤・腫脹を認めました．開口障害は認めませんが，開口時に下顎左側小臼歯部歯肉と頬部の疼痛を認めます．

　口腔内を観察すると，無歯顎で，|4 相当部の歯肉に軽度の発赤・腫脹・圧痛を認めました．

　鑑別疾患をあげて，どのように患者さんに説明をしますか？

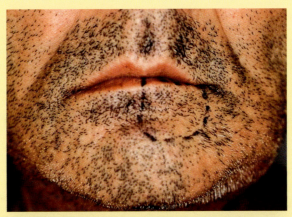
写真1

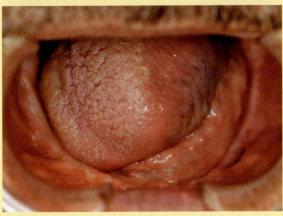
写真2

主訴・画像から読み取れること

問診所見

患者「左下顎小臼歯部の歯肉腫脹と，左頰部の腫脹を自覚……」
▶ しびれが出現するのに先立ち，口腔内の症状があります．

患者「左下唇とオトガイ部のしびれを生じた……」
▶ 下歯槽神経の障害が疑われます．

患者「|4 相当部の歯肉に軽度の発赤・腫脹・圧痛を認めました……」
▶ 無歯顎に見えますが，歯肉に炎症所見を認めています．

画像所見

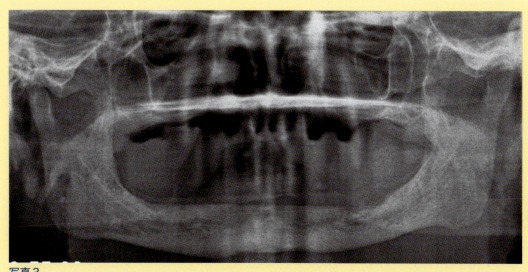

写真3

▶ パノラマＸ線写真から，左下小臼歯相当部の歯槽骨にはやや粗造で周囲に硬化像も見られますが，明らかな骨の破壊像などの異常は認められません．

症例5①

診断

　下顎左側小臼歯部の歯肉に炎症所見があり，その後，頰部の腫脹，左側下唇・オトガイ部のしびれを認めていることから，口腔内からの感染による下顎骨髄炎が疑われます．問診により合わない義歯を使用していたことがわかり，義歯性潰瘍からの感染も考えられます．他疾患との鑑別，診断のためには，CTやMRIなどの画像検査が必要です．

鑑別疾患

① 下顎骨骨髄炎
② BRONJ
③ 囊胞：残留囊胞など
④ 腫瘍：歯原性良性腫瘍，悪性腫瘍など

鑑別の要点

　知覚神経麻痺の場合，どの神経の支配領域かを明確にします．特に口腔領域では三叉神経の特に第3枝である下顎神経が最も多く，その場合は下唇，オトガイ部，下顎歯肉などですが，その範囲から神経の傷害部位を推測します．その原因についてはまず単純X線写真で検査し，必要に応じてCTやMRIを追加します．神経麻痺が広範に及ぶ場合や両側にまたがる場合は中枢性の原因も考えられるため，特別に注意が必要です．

歯科医院での診断：下顎骨髄炎によるオトガイ神経麻痺の疑い

　神経麻痺の原因について精査目的に，大学病院に紹介しました．

患者さんへの伝え方，疾患の理解

患者さんへの説明

歯科医師「X線写真で，左下顎の骨に粗造な部分と炎症により硬化した部分がみられます．左下の歯肉に炎症があり，そこを感染の原因として下顎骨の骨髄炎に至っている可能性が考えられます．下唇とオトガイ部のしびれは，下顎の中を通っている神経によるもので，骨髄炎の症状の一つです」→現状での診断の説明

歯科医師「よりはっきりと診断するためには，CTやMRIの画像検査が必要であり，炎症の程度を調べるために血液検査なども必要です．治療には，炎症を抑える治療のほか，外科的な治療が必要になることもあり，診断・治療のために設備の整っている専門的な医療機関へ紹介します」→今後の対応の説明

画像所見

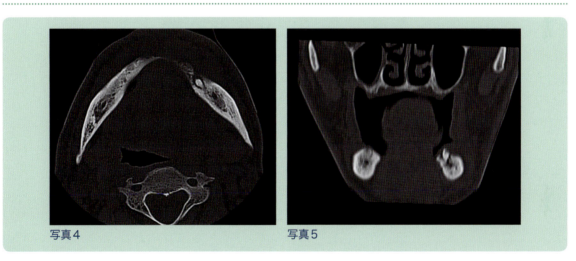

写真4　　写真5

最終診断　4̲ 残根に由来する左下顎骨髄炎

　CT画像にて，パノラマX線写真では確認できなかった4̲の残根が確認できました．残根の周囲にはびまん性の透過像があり，その周囲に硬化像が見られ，残根を感染源とした下顎骨髄炎と診断しました．問診にてBRONJに関連する薬剤の使用がないことも確認しました．口腔内に膿瘍を形成しており，切開排膿術を施行し，消炎後は原因歯の抜歯を行い，神経麻痺は改善しました．

症例5② 作山 葵，神部芳則

問題 神経麻痺，知覚の異常を訴えて患者が来院したらどうしますか？②

　61歳，男性の患者さん．約1カ月前から右下の歯肉が腫脹し，しだいに口唇に軽度の痺れが出現したため，あなたの歯科医院に来院されました．

　発熱はなく顔貌もおおむね対称で，開口障害はありません．6̅は欠損で歯肉の膨隆を認めていますが疼痛はなく，舌側には羊皮紙様感があります．6̅は前医で20年くらい前に抜歯，また，7̅5̅は動揺を認めます．

　鑑別疾患を挙げて，どのように患者さんに説明をしますか？

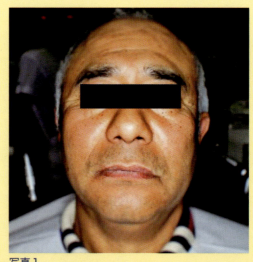

写真1

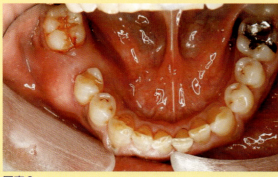

写真2

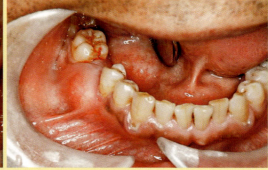

写真3

主訴・画像から読み取れること

問診所見

- 患者「約1カ月前から右下の歯肉が腫脹し……」
  ▶ 腫脹してからだいぶ経過しているようです

- 患者「口唇に軽度の痺れが出現し……」
  ▶ オトガイ神経の異常が認められるようです．

- 患者「発熱はなく顔貌もおおむね対称で，開口障害はありません……」
  ▶ 急性症状ではないようです．

- 患者「6̄|は欠損で歯肉は膨隆を認めていますが疼痛はなく，舌側には羊皮紙様感があります……」
  ▶ 6̄|を中心に膨隆し，骨が吸収し菲薄化しているようです．

口腔内・画像所見

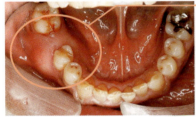

写真2（再掲）

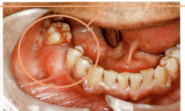

写真3（再掲）

6̄|相当部を中心に頰舌側が膨隆してきています

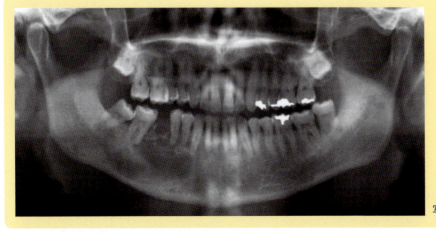

写真4

▶ 右下顎骨に多房性の透過像を認めます．

診断

　顎骨に膨隆があることや舌側には羊皮紙様感があることから，嚢胞もしくは腫瘍性疾患を疑います．パノラマX線写真で右下顎骨に境界明瞭な多房性の透過像を認めます．嚢胞か腫瘍か断定するためにCTやMRIなどの画像検査，生検を行い，診断を確定していく必要があります．

鑑別疾患

① **嚢胞**：歯根嚢胞・残留嚢胞・顎骨嚢胞
② **下顎骨骨髄炎**
③ **腫瘍**：歯原性良性腫瘍（角化嚢胞性歯原性腫瘍・エナメル上皮腫），悪性腫瘍（顎骨中心性癌・転移癌）など

診断　エナメル上皮腫による右側オトガイ神経麻痺

治療

　エナメル上皮腫は，歯原性腫瘍のなかで最も頻度の高い病気です．ほとんどが良性ですが，保存的外科療法（開窓療法）や根治的外科療法（顎骨切除）が行われます．保存的外科療法（開窓療法）では，繰り返し手術が必要であり再発率が高いことが欠点ですが，審美的・機能的・心理的面での利点があります．根治的外科療法（顎骨切除）では，再発をおおむね防ぐことはできますが，審美的・機能的・心理的・身体的負担は大きくなるという欠点があります．

患者さんへの伝え方，疾患の理解

患者さんへの説明

歯科医師「X線写真では右下顎に透過像があります．類円形で，境界が明瞭なので嚢胞や良性の腫瘍が疑われます．比較的病変が大きいので腫瘍の可能性が高いように思いますが，診断するためにはCT・MRIなどの画像検査と最終的には組織生検が必要です」→現状の診断と更なる検査の必要性を説明

歯科医師「下唇のしびれは下顎の中を通っている神経が病変によって圧迫されているのが原因です」→症状について，現状考えられる理由を説明

歯科医師「治療については，良性の腫瘍であっても全身麻酔下での治療が必要なことが多く，設備の整っている専門的な医療機関へ紹介します」→今後の方針について説明

画像所見

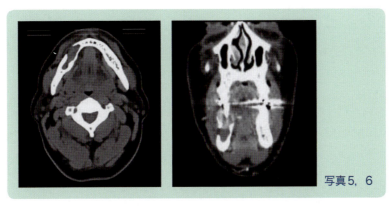

写真5, 6

▶ CT画像では右下顎骨に頬側皮質骨の断裂を伴う単房性の透過像を認めます

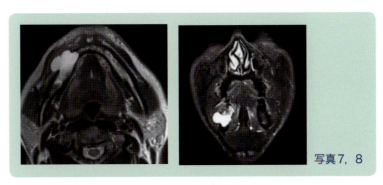

写真7, 8

▶ MRIのT1強調画像(写真7)では中等度，T2強調画像(写真8)では高信号を示す病変が下顎骨髄から頬側に突出しているのが確認できます

症例6 作山 葵，神部芳則

問題 口が開かないと訴える患者が来院したらどうしますか？

　61歳，男性の患者さん．口が開かないことを主訴に，あなたの歯科医院に来院されました．1週間くらい前から左側頬部に自発痛が出現し，その3日後から開口障害が出現してきたようです．開口量は15mm程度で，開閉口時に左側に偏位し，咬合は切端咬合で臼歯部は咬合が困難です．また，左側頬粘膜はびまん性に腫脹し，咬筋に圧痛と運動時痛を認めています．

　鑑別疾患をあげて，どのように患者さんに説明をしますか？

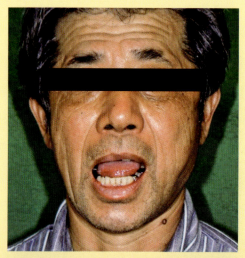

写真1

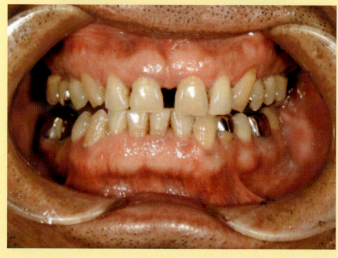

写真2

主訴・画像から読み取れること

問診所見

患者「1週間くらい前から左側頰部に自発痛が出現し……」
▶炎症性の病変が疑われます．

患者「開口障害が出現し……開口量は15mm程度で……」
▶開口障害も出現し，症状が増悪してきています．

患者「開閉口時に左側に偏位し，咬合は切端咬合で臼歯部は咬合困難で……左側頰粘膜はびまん性に腫脹し，咬筋に圧痛と運動時痛を認めています……」
▶咬合は偏位し，臼歯部の咬合は離開しています．左側顎関節から左側頰部にかけての炎症性病変が疑われます．

顔貌・口腔内所見

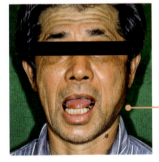

顔面は非対称であり左側頰部は腫脹しています．開口量も減少しています．また，開閉口時に疼痛を認め，臼歯部咬合困難です

写真1（再掲）

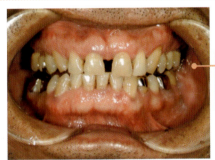

臼歯部の咬合は離開しています

写真2（再掲）

画像所見

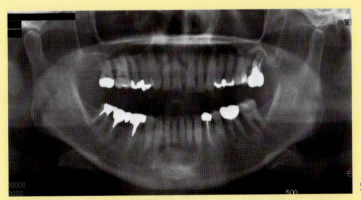

写真3

▶ |6 および |7 に重度の歯周病を認めます．関節頭に骨の異常は認めません．

症例 6

診断

　開口障害の多くは顎関節症によることが多いのですが，この場合，開口時の疼痛を伴います．この患者さんの場合は自発痛や頰部の腫脹などから炎症性の病変が疑われます．しかしながら，腫瘍性病変の合併も考慮する必要があります．腫瘍性疾患との鑑別にはMRIやCTなどの画像検査が有用です．また，血液検査で炎症の程度を評価します．

鑑別疾患

① 顎関節症
② 顎関節強直症
③ 外傷：骨折
④ 炎症：智歯周囲炎・顎関節炎
⑤ 発作性神経痛
⑥ 腫瘍：良性腫瘍（骨軟骨腫・滑膜性軟骨腫症・腱膜過形成症），悪性腫瘍（耳下腺腫瘍）など

鑑別の要点

　開口障害はほとんどが顎関節か，咀嚼筋の異常によって生じます．一般には経過が長く，多くの場合は開口時に痛みを伴います．現病歴について詳細に聴取します．骨の異常の有無をX線写真で，関節円盤の異常はMRIで検査します．また，筋・筋膜性疼痛については触診による診察が重要です．その他に，智歯周囲炎，骨髄炎などの急性炎症の波及や腫瘍などが疑われる場合は画像検査が必要になります．

診断　左側顎関節周囲炎（|7 歯周病が原因）

患者さんへの伝え方，疾患の理解

患者さんへの説明

歯科医師「疼痛の部位や症状から顎関節の病変がもっとも疑われます．開口障害の原因としては顎関節症がありますが，自発痛や頬部の腫脹を伴っており，炎症性の病変と思われます」→現状の診断の説明

歯科医師「炎症の評価や広がりを診断するには血液検査やCT，MRIなどの画像検査が重要となります．血液検査や画像検査が行える総合病院や大学附属病院への受診が必要です．炎症の程度によっては抗菌薬の点滴に加えて，排膿処置などの外科的な治療も必要になります」→今後の対応の説明

病院での対応

血液検査，画像検査が行われ，左側咀嚼筋間隙への炎症の波及が確認されました．抗菌薬の投与と切開排膿処置で改善しました．

血液検査

検査項目	検査値
白血球数	$8.6×10^3/\mu l$
赤血球数	$508×10^4/\mu l$
ヘモグロビン	13.3g/dl

検査項目	検査値
血小板数	$13.1×10^4/\mu l$
CRP	6.3mg/dl

▶血液検査よりCRPが高値を示しています．

画像所見

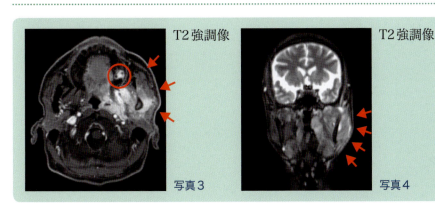

写真3　T2強調像
写真4　T2強調像

▶MRIでは左側咀嚼筋間隙〜傍咽頭間隙領域に広がる造影効果が認められました．

治療法

治療法は，抗菌薬の全身投与やドレナージ，灌流療法が適応されます．

症例 7　山本亜紀，神部芳則

問題：口唇の腫脹，発赤を主訴に患者が来院したらどうしますか？

　78歳，女性の患者さん．今朝，急に下唇の腫脹を自覚し，近くにあったあなたの歯科医院に来院されました．

　下唇には違和感があるものの，痛みやかゆみはないようです．腫れたのは今回が初めてで，家族にも同じような症状になった人はいないとのことでした．

　問診の結果，うつ病があり，抗うつ薬，睡眠薬を内服しているとのことです．歯科にはしばらく受診はしておらず，口腔衛生状態は不良でした．

　鑑別診断をあげて，どのように患者さんに説明しますか？

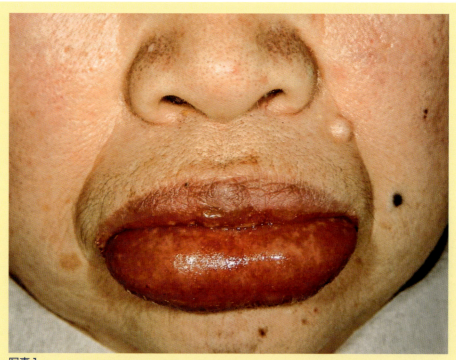

写真1

主訴・画像から読み取れること

問診所見

患者「今朝，急に下唇の腫脹を自覚し……」
▶特に思い当たるようなきっかけなく，突然腫れてきたようです．

患者「違和感があるものの，痛みやかゆみはない……」
▶腫脹部はやや発赤を認めますが，圧迫しても指圧痕は残らず，疼痛や掻痒感等の自覚症状はありません．下唇以外に，腫脹や蕁麻疹等の症状は認めません．

顔貌所見

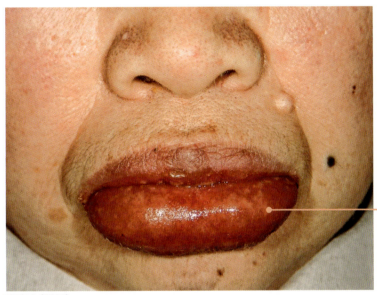

下唇にびまん性の腫脹を認めます．痛みや痒みはないようです

写真1（再掲）

▶浮腫性で柔らかく，内部に硬い組織は触知しません．腫脹は下唇に限局しており，指圧痕を残しません．嗄声や呼吸苦などは認めないようです．

症例 7

診断

　突発性に出現していることから，嚢胞や腫瘍は否定的です．また，びらんや痂皮搔痒感等も認めておらず，接触性口唇炎や形質細胞性口唇炎，光線性口唇炎等も除外されます．突然生じた下唇の浮腫性腫脹であることから，血管性浮腫が最も疑われます．

　問診から，ACE阻害剤による薬剤性血管性浮腫は除外されます．78歳で初発であること，家族歴もないことから遺伝性血管性浮腫（HAE）は考えにくく，アレルギー性血管性浮腫が最も疑われます．

鑑別疾患

- ①炎症：肉芽腫性口唇炎（メルカーソンローゼンダル症候群，異所性クローン病など），接触性口唇炎，形質細胞性口唇炎，光線性口唇炎など
- ②嚢胞：類表皮嚢胞，粘液嚢胞など
- ③腫瘍：血管腫，多形腺腫，口唇癌など

鑑別の要点

　口唇の腫脹の場合，時間経過が最も重要で，痛みの有無や表面の性状，さらに触診による硬さを評価します．痛みがなく時間の経過が長い場合や限局した腫瘤は腫瘍の可能性があり，比較的硬くびまん性の場合は肉芽腫性口唇炎など慢性の炎症性病変を疑います．突然の浮腫性腫脹ではクインケ浮腫などアレルギー性病変の可能性が高く，その場合は口唇以外に舌など他部位の腫脹歴を確認します．

診断　血管性浮腫（クインケ浮腫）

患者さんへの伝え方，疾患の理解

患者さんへの説明

歯科医師「痛みや出血，しこりもないことから，腫瘍や炎症ではないようです．急速に下唇のみが腫れてきたとのことなので，血管性浮腫が疑われます」→現状での診断の説明

歯科医師「のどの方まで腫れが広がって息苦しさが出現することがあるので，設備の整った病院をご紹介します」→今後の対応の説明

治療法

　血清総IgE値，アレルゲン特異的IgE値の他に補体C4やC1-INHなどの補体検査を行います．アレルギー性血管性浮腫で軽症の場合は抗ヒスタミン薬の投与を行います．重症の場合はステロイド薬を使用します．喉頭浮腫による気道閉塞が疑われた場合には，ただちに入院し，気道確保が必要となります．

　遺伝性血管性浮腫の場合には抗ヒスタミン薬は無効であり，トラネキサム酸の投与やC1インヒビター補充療法を行います．

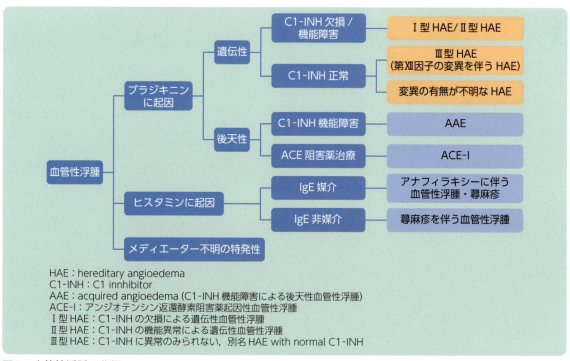

HAE：hereditary angioedema
C1-INH：C1 innhibitor
AAE：acquired angioedema（C1-INH 機能障害による後天性血管性浮腫）
ACE-I：アンジオテンシン返還酵素阻害薬起因性血管性浮腫
Ⅰ型HAE：C1-INHの欠損による遺伝性血管性浮腫
Ⅱ型HAE：C1-INHの機能異常による遺伝性血管性浮腫
Ⅲ型HAE：C1-INHに異常のみられない，別名 HAE with normal C1-INH

図1　血管性浮腫の分類
　　　（遺伝性血管性浮腫診療のためのWAOガイドライン．アレルギー．2015；64：1215-1241．より）

症例 8 菅原由美子，笹野高嗣

問題　多発性の口内炎を訴えて患者が来院したらどうしますか？

　35歳，男性の患者さん．5〜6年前から頻繁に口内炎が出現するようになりましたが，我慢できるため医療機関を受診しないで自分で経過をみていました．

　2〜3カ月前より口内炎が多発するようになり，痛みで食事も困難になったため，あなたの歯科医院に来院されました．

　鑑別疾患をあげて，どのように患者さんに説明しますか？

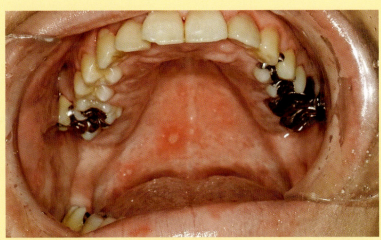

写真1

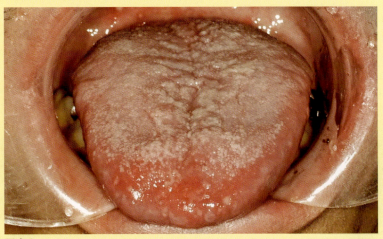

写真2

主訴・画像から読み取れること

問診所見

患者 「5～6年前から頻繁に口内炎が出現するようになりましたが，我慢できるため……」
▶ 以前より，口内炎がよくできていましたが，1週間ぐらいで自然治癒していたようです．

患者 「2～3カ月前より口内炎が多発するようになり，痛みで食事も困難になった……」
▶ 5～6年経過後に，1回に出現する口内炎の数が多くなり，治りも悪く，最近は常に複数の口内炎が出ている状態だそうです．接触痛もあり，食事摂取が困難なようです．

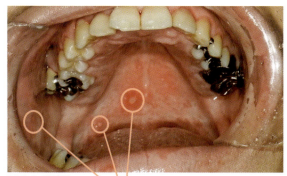
写真1（再掲）

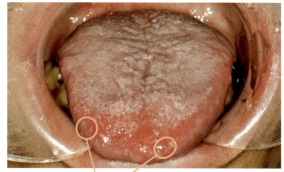
写真2（再掲）

小アフタ病変が口蓋～頬粘膜～舌に多発しています

皮膚所見

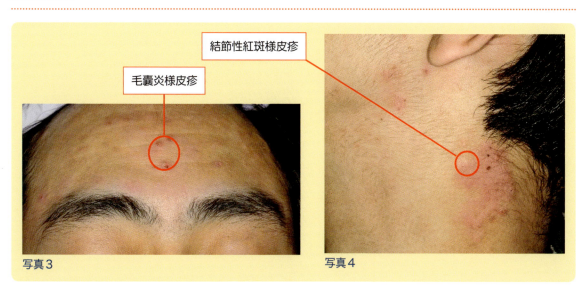

写真3　毛嚢炎様皮疹
写真4　結節性紅斑様皮疹

2章　口腔疾患診断トレーニング　67

診断

さらに詳細に医療面接を進めていくと，口内炎が出現するようになったころより，顔面，頸部，下肢に皮疹を自覚するようになったとのことです．また，5年前より陰部潰瘍も自覚するようになったそうです．最近は胃腸炎にて内科に通院中でした．

これらの身体所見より，まずは全身疾患としてBehçet（ベーチェット）病を第一に考えます．すなわち，皮膚症状として顔面に毛囊炎様皮疹と頸部に結節性紅斑様皮疹を疑う所見を認めます．また，口腔粘膜以外の粘膜症状として陰部潰瘍を自覚しています．口腔粘膜症状のみでは，ほかにはアフタ性口内炎の病態を呈する疾患が鑑別にあげられます．

鑑別疾患

①慢性再発性アフタ
②ウィルス性口内炎：単純疱疹，帯状疱疹，手足口病，ヘルパンギーナ
③炎症性大腸疾患群：クローン病，潰瘍性大腸炎

診断 Behçet病

Behçet病は，①口腔粘膜のアフタ性潰瘍，②皮膚症状，③外陰部潰瘍，④眼症状の4つの症状を主症状とする慢性再発性の全身性炎症性疾患です．病因は現在も不明ですが，何らかの内因（遺伝素因）に外因（感染病原体やそのほかの環境因子）が加わることで白血球の機能が過剰となり，炎症症状を引き起こすと考えられています．

以下に，4つの症状を解説します．

①口腔粘膜の再発性アフタ性潰瘍

口唇，頬粘膜，舌，歯肉，口蓋粘膜に円形の境界鮮明な潰瘍ができます．これはほぼ必発です（98％）．初発症状として最も頻度の高い症状です．

②皮膚症状

結節性紅斑様皮疹，毛囊炎様皮疹，血栓性静脈炎などがみられます．

③外陰部潰瘍

男性では陰囊，陰茎，亀頭に，女性では大小陰唇，膣粘膜に有痛性の潰瘍がみられます．

④眼症状

虹彩毛様体炎や網膜絡膜炎を起こし，ついには失明に至ることがあります．

患者さんへの伝え方，疾患の理解

患者さんへの説明

歯科医師「口内炎が多発する場合，全身疾患としてBehçet病という病気の可能性があります．この病気は口内炎の症状のほかに外陰部潰瘍，皮膚症状，眼症状を主症状とする全身性の炎症性疾患です．厚生労働省では難病として指定されています」→症状から考えられる疾患の説明

歯科医師「病因は現在も不明です．しかし何らかの内因（遺伝素因）に外因（感染病原体やそのほかの環境因子）が加わり，白血球の機能が過剰となり，炎症を引き起こすと考えられています．外因については以前よりむし歯菌を含む細菌やウイルスなどの微生物の関与が示唆されてきました」→疾患の説明

歯科医師「Behçet病の可能性が考慮されます．全身的な診査と治療が必要ですので，まずは大学病院の歯科を紹介します．Behçet病が強く疑われた場合は内科専門医での検査・治療となります．いずれにしても，口腔管理は重要ですので定期的に歯科を通院して下さい」→今後の対応の説明

厚生労働省ベーチェット病診断基準（2010年小改訂）

口腔症状が関連する完全型，不全型を示す．

1. 主要項目
(1) 主症状
　①口腔粘膜の再発性アフタ性潰瘍
　②皮膚症状
　③眼症状
　④外陰部潰瘍
(2) 副症状
　①変形や硬直を伴わない関節炎
　②副睾丸炎
　③消化器病変
　④血管病変
　⑤中等度以上の中枢神経病変
(3) 病型診断のカテゴリー
　①完全型：経過中に主症状の4項目が出現したもの
　②不全型：経過中にいくつかの主症状と副症状が出現したもの

症例 9　山崎裕子，神部芳則

問題 歯肉からの出血を主訴に患者が来院したらどうしますか？

　46歳，男性の患者さん．「2日前に歯石除去を行った後，歯肉からずっと出血が続いている」として，あなたの歯科医院に再来院されました．

　問診すると，全身的所見としては「2〜3日前より37℃台の微熱が続き，ここのところずっとだるくて……」，「あと，ぶつけたおぼえもないのに腕に青あざができていることも気になります……」と訴えています．

　鑑別疾患をあげて，どのように患者さんに説明しますか？

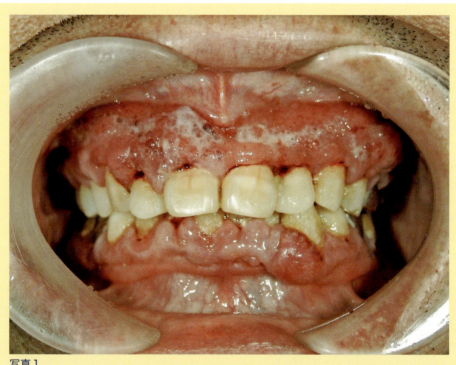

写真1

主訴・画像から読み取れること

問診所見

患 者「歯肉からずっと出血が続いている……」
▶ 歯肉，特に歯間乳頭部が腫脹し，歯周ポケットから持続性の出血が続いているようです．自発痛や圧痛などの自覚症状には乏しいようです．また，歯肉の表面が一部白色に変化し，壊死になっているようです．

患 者「37℃台の微熱が続き，ここのところずっとだるくて……」
▶ 微熱，倦怠感などの感冒様症状を訴えています．

患 者「ぶつけたおぼえもないのに腕には青あざができていることも気になり……」
▶ 打撲の既往のない紫斑は出血性素因の異常が疑われます．血液検査の必要性があるようです．

画像所見

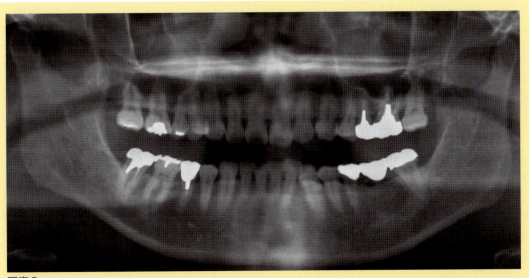

写真2

▶ 上顎に軽度の水平性骨吸収を認めます．

診断

歯肉の腫脹はあるものの自発痛や圧痛などの自覚症状がないことから歯周病などの局所的なものではなく，全身的な要因が考えられます．また，歯肉の表面が一部壊死になっていることや，微熱と全身倦怠感を訴えていることから免疫系の異常も考えられます．最も疑われるのは急性白血病です．

鑑別疾患

歯肉からの持続出血を呈する鑑別疾患としては，以下のものがあげられます．

① **歯周病，歯肉炎**
② **血液疾患**：凝固系異常（血友病，など），血小板異常（急性白血病，再生不良性貧血，突発性血小板減少性紫斑病など），線溶系異常（慢性DICなど）
③ **抗血栓療法**：脳疾患や心疾患をもつ患者さんの場合は血が止まりにくくなる薬（抗血栓薬）を飲んでいる可能性があります．服用薬の確認をしましょう．
④ **肝機能障害**：数種類のビタミンK依存性血液凝固因子の産生低下や線溶亢進が起こりやすいので，しばしば出血傾向を認めます．

鑑別の要点

出血部位が広範囲にわたる場合や，圧迫で容易に止血しない場合，発熱や皮疹などの全身症状を伴う場合は血液疾患を疑います．血友病などの凝固異常では血餅の形成があり一時的に止血しても，血餅の周囲，内部から出血します．血小板の異常では血餅の形成が悪く，じわじわと出血します．歯肉の壊死を伴う場合は免疫系の異常を疑い，歯肉の腫脹を合併するのは急性白血病の特徴的な症状であり，早急に血液検査を行う必要があります．

歯科医院での診断 血液疾患による歯肉出血，壊死性歯肉炎の疑い

患者さんへの伝え方，疾患の理解

患者さんへの説明

歯科医師「歯肉からの出血の原因はさまざまで一番多いのは歯周病ですが，口腔ならびに全身所見から局所的な原因ではなく全身的疾患の存在が疑われます」→現状から考えられる疾患を説明

歯科医師「歯肉が腫れていて，一部壊死になっているようですので，すみやかに血液検査や内科的な検査をする必要があります．白血病などの血液疾患の可能性もありますので血液の専門医がいる総合病院を早急に受診してください」→疾患の詳細と今後の治療について説明

病院での対応

血液検査の結果，急性骨髄性白血病と診断され，ただちに化学療法が開始されました．また，歯肉の生検の結果，白血病細胞の浸潤像が認められました．

最終診断：急性骨髄性白血病

血液検査・画像所見

表1　血液検査結果

白血球数	2.4 ×10³/μL
赤血球数	306 ×10⁴/μL
ヘモグロビン	9.7 ×g/dL
ヘマトクリット値	28.2 %
血小板数	5.3 ×10⁴/μL
白血球分類	
好中球	14.7 %
好酸球	0.8 %
好塩基球	0.3 %
単球	19.8 %
リンパ球	64.2 %
末梢血像	
芽球	+
骨髄球	1.0 %

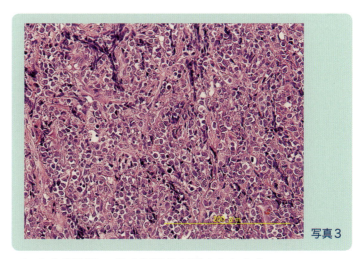

写真3

▶白血病細胞の歯肉浸潤像が認められます．

症例10 菅原由美子，笹野高嗣

問題

歯肉の腫脹，腫瘤を訴えて患者が来院したらどうしますか？

　45歳，女性の患者さん．2年前より歯肉全体の腫れを自覚していましたが，特に治療を受けずに放置していました．歯肉の腫れはしだいに増悪し，歯並びも悪くなってきたので心配になり，あなたの歯科医院に来院されました．歯肉の腫れはやや硬く，大きくなっているので"がん"ではないかと心配しているようです．

　既往歴として高血圧の加療中で，降圧剤を服用しています．

　鑑別疾患をあげて，どのように患者さんに説明しますか？

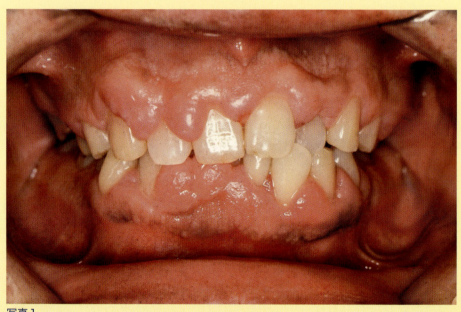

写真1

主訴・画像から読み取れること

問診所見

患者「2年前より歯肉全体の腫れを自覚していましたが……」
▶ 以前より歯肉全体の腫れを自覚していたようですが,痛みがないため放置していたようです.

患者「歯肉の腫れはしだいに増悪し,歯並びも悪くなってきたので……」
▶ 腫れが増悪して歯並びにも影響を与え,審美的にも気になるようです.また歯肉からの出血も気にされています.

患者「歯肉の腫れはやや硬く,大きくなってきているので"がん"ではないかと心配している……」
▶ 歯肉の腫れの原因がわからず,心配なようです.

口腔内所見

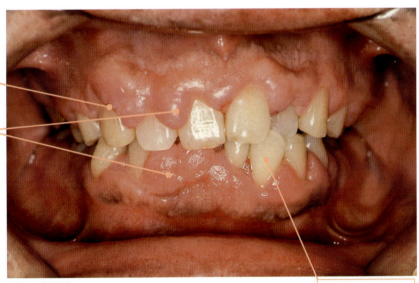

- 歯肉の出血
- 歯肉にやや硬い腫脹.一部は腫瘤状を呈します
- 一部に歯列不正

写真1(再掲)

症例 10

診断

　歯肉全体が腫脹し，一部では腫瘤状を呈しています．腫脹または腫瘤状の病変部は，全体にやや硬いです．さらに詳細に医療面接を進めていくと，薬歴として降圧剤を4年前から服用していることがわかりました．降圧剤の種類について持参したお薬手帳を確認したところ，カルシウム拮抗剤であることがわかりました．

　歯周炎を除外するために，歯周組織の状態について歯周ポケット検査等を行いました．また顎骨内の病変を確認するため，パノラマX線検査を行いました．

　歯周ポケット検査では全顎的に歯周ポケットは6～8mmと深く，動揺はすべて2度で歯周組織全体に出血がありました．パノラマX線所見では，上下顎骨内には特記すべき病変はありませんでしたが，全顎歯槽骨に中等度の水平性吸収と一部には歯石沈着もみられました．全身的には高血圧症以外に出血傾向も含めて特記すべき所見はありませんでした．

鑑別疾患

① 歯肉炎，歯周病
② 歯肉線維腫症
③ 白血病
④ 膿原性肉芽腫
⑤ 義歯性線維腫
⑥ 骨隆起
⑦ 顎骨囊胞，腫瘍

診断　薬物性歯肉増殖症

　歯肉増殖症とは歯肉組織が肥大化する歯周病の1つであり，歯肉組織のコラーゲン線維が過剰増生されることで歯肉が増殖します．原因として薬剤によるものと遺伝的なものとがあります．薬物性歯肉増殖症とは薬物の服用に伴って発現する歯肉増殖症であり，フェニトイン，カルシウム拮抗薬，シクロスポリンAの3つが主な原因薬剤としてあげられています．フェニトインは**抗てんかん薬**で，長期間服用している患者の0～80％（平均50％）が薬剤性歯肉増殖症を発症しています．

　カルシウム拮抗薬（商品名：ニフェジピン，アダラート，アムロジンなど）は高血圧治療薬で，なかでもニフェジピンは歯肉増殖症との関連が強い薬剤です．ニフェジピンを服用している患者の10～20％が薬剤性歯肉増殖症を発症しています．

　シクロスポリンAは**免疫抑制剤**で，シクロスポリンを服用している患者の8～70％（平均25％）が薬剤性歯肉増殖症を発症しています．

患者さんへの伝え方，疾患の理解

患者さんへの説明

歯科医師「歯肉増殖症は歯周病の一つです．高血圧の治療に頻用されているカルシウム拮抗剤であるニフェジピンを長期間服用することで，約50％の人に歯肉増殖を発症することが知られています．特に口腔内の衛生状態が悪い場合は注意が必要です」→症状と疾患の説明

歯科医師「治療については，歯周病の治療と継続的なメインテナンスを行うことにより症状が軽減する場合があります」→治療方針の説明

歯科医師「症状が改善しない場合は内科の主治医と連携して高血圧の薬を変更することにしてもらいます」→今後の対応の説明

歯周病分類（日本歯周病学会編『歯周治療の指針2015』）より抜粋

歯肉病変

(1) プラーク性歯肉炎
　歯肉辺縁に存在する細菌群によって発症する歯肉の炎症である．

(2) 非プラーク性歯肉病変
　細菌性プラーク以外の原因によって生じる歯肉病変である．

(3) 歯肉増殖
　歯肉組織のコラーゲン線維の過剰増生による歯肉肥大である．プラークコントロールを徹底することで，発症や再発をある程度防止できる．
　a．薬物性歯肉増殖症
　b．遺伝性歯肉線維腫症

(4) HIV感染に関連してみられる歯肉病変
　日本歯周病学会による歯周病分類システム(2006)に記載はないが，HIV感染者には帯状歯肉紅斑および壊死性潰瘍性歯肉炎という歯肉炎がみられることがある．HIV感染の早期発見につなげることができる．

症例11 菅原由美子，笹野高嗣

問題 歯肉の紅斑やびらんを訴えて患者が来院したらどうしますか？

　66歳，男性の患者さん．6カ月前より左上歯肉を中心とした口腔内の荒れを自覚しました．食事時の接触痛があり，近くの歯科医院を受診，副腎皮質ステロイド軟膏を処方され使用していましたが症状改善せず，しだいに症状が増悪したため，あなたの歯科医院に来院されました．

　問診の結果，既往歴や服用薬は特にないようです．

　鑑別疾患をあげて，どのように患者さんに説明しますか？

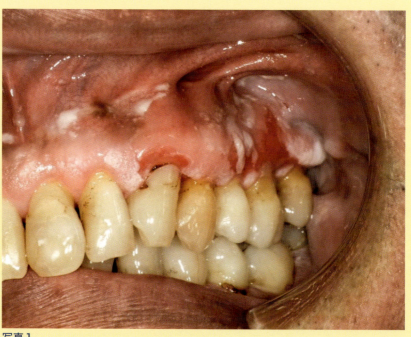

写真1

主訴・画像から読み取れること

問診所見

患者「6カ月前より左上歯肉を中心とした口腔内の荒れ……」
▶上顎左側歯肉のびらん症状は6カ月前からと，経過が長いようです．

患者「副腎皮質ステロイド軟膏を処方され使用していましたが症状改善せず……」
▶口内炎の治療として一般的に使用されている副腎皮質ステロイド軟膏に効果がなく，むしろ症状が増悪してしまったようです．

なお，皮膚症状の所見は特にありませんでした．

口腔内所見

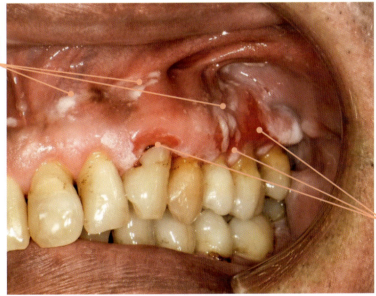

白色の偽膜

紅斑・びらん病変

写真1（再掲）

▶診査を進めていくと，病変周囲の一見正常な歯肉および口腔粘膜はピンセットで擦ると容易に剥がれました（Nikolsky現象）．

症例 11

診断

　上顎左側犬歯部から臼歯部の歯肉に認められる紅斑・びらん病変は6カ月前からと病悩期間は長く，火傷，化学的損傷，機械的損傷などの一時的な刺激による病変は否定的です．

　びらん病変周囲にみられる白色の偽膜は長期に副腎皮質ステロイド軟膏の使用による口腔カンジダ症として矛盾しません．既往歴および服用薬はないので，重症型薬疹と移植片対宿主病は否定されます．

　口腔所見について診査を進めていくと，病変周囲の一見正常な歯肉にNikolsky現象が認められました．天疱瘡と類天疱瘡が疑われますので，鑑別診断のために免疫血清学検査による自己抗体の有無と歯肉生検による病理組織学検査を行います．

鑑別疾患

① 火傷，化学的損傷，機械的損傷
② 類天疱瘡
③ 重症型薬疹
④ 移植片対宿主病

診断　天疱瘡

　天疱瘡は，皮膚・粘膜に病変が認められる自己免疫性水疱性疾患で，口腔粘膜に疼痛を伴う難治性のびらん，潰瘍が認められます．初発症状として口腔粘膜症状は頻度が高く，重症例では摂食不良となります．口腔粘膜以外では，口唇，咽頭，喉頭，食道，眼瞼結膜，膣などの重層扁平上皮に病変がみられます．

　天疱瘡の診断基準としては，

1. 病理組織学的に上皮細胞間接着障害（棘融解）による上皮内水疱を認める
2. 免疫学的診断において蛍光抗体直接法により粘膜上皮細胞間橋にIgG，あるいは補体の沈着を認める，またELISA（CLEIA）法により血清中に自己抗体である抗デスモグレイン抗体（IgG）を検出する

があげられます．

患者さんへの伝え方，疾患の理解

患者さんへの説明

歯科医師「天疱瘡は，自分の上皮細胞を接着させる分子に対する攻撃反応により，皮膚や粘膜に水疱（みずぶくれ）やびらんを生じる自己免疫性水疱症です．粘膜上皮の細胞どうしを接着させるデスモグレインというタンパクに対する自己抗体（自分自身を攻撃してしまうIgG抗体のこと）が病気を起こすことがわかっています．厚生労働省では難病として指定しています」→症状と疾患の説明

歯科医師「このような自己抗体が作られる詳しい原因は，まだわかっていません．治療は病気の原因となる自己抗体の産生と働きを抑える免疫抑制療法を受けることになります．きちんとした診断をしてもらうためにも詳しい検査が必要です．まずは大学病院の歯科をご紹介します．天疱瘡と診断された場合は，さらに皮膚科専門医での検査・治療が必要となります．いずれにしても，口腔管理は重要ですので定期的に歯科（当院）を通院して下さい」→今後の対応の説明

病理組織像所見

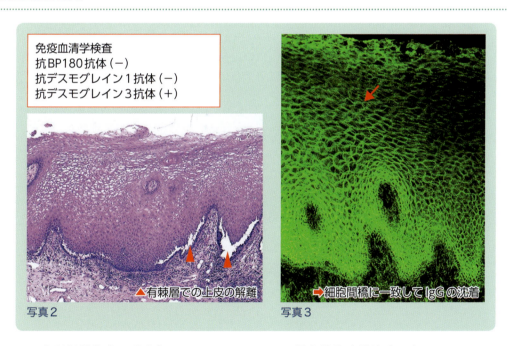

写真2　▶病理組織像（HE染色）

写真3　▶蛍光抗体直接法（IgG）

免疫血清学検査
抗BP180抗体（－）
抗デスモグレイン1抗体（－）
抗デスモグレイン3抗体（＋）

▲有棘層での上皮の解離

➡細胞間橋に一致してIgGの沈着

症例 12　柏崎明子，神部芳則

問題：歯肉に壊死，潰瘍を伴った患者が来院したらどうしますか？

　74歳，男性の患者さん．約10年前，右下の歯肉に白いものがあるといわれ，精査を勧められていましたが，痛みがなかったため，放置していました．その5年後には白いところが赤く変化し，さらに最近になり違和感，接触痛を自覚するようになったため，あなたの歯科医院に来院されました．

　鑑別疾患をあげて，どのように患者さんに説明しますか？

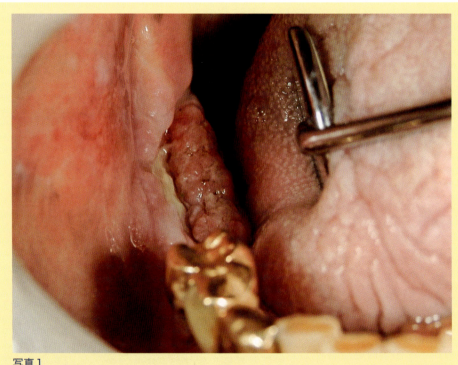

写真1

主訴・画像から読み取れること

問診所見

患者「約10年前，右下の歯肉に白いものがあるといわれ，精査を勧められていましたが……」

▶経過が長く，以前には白色病変が存在した可能性があります．

患者「5年後には白いところが赤く変化し……」

▶病変部の色調の変化があったということで，白色病変が紅色の病変に変化した可能性が考えられます．

患者「最近になり違和感，接触痛を自覚するようになったため……」

▶今までにはなかった，自覚症状を訴えています．

口腔内所見

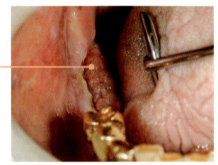

肉芽様の表面で一部には壊死を伴い，周囲には硬結を触知します

写真1（再掲）

画像所見

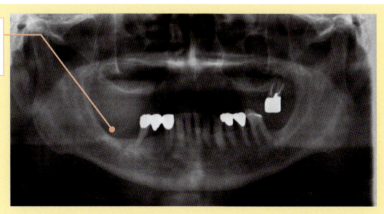

パノラマX線写真では，明らかな骨破壊像は認めません

写真2

症例 12

診断

歯肉に肉芽様の増殖性病変を認め，周囲には壊死，潰瘍を伴っています．歯肉頰移行部には潰瘍を認め，その周囲を触診すると硬結を触知しました．病変部は接触痛があり，また，易出血性でした．

パノラマX線写真では明らかな骨の吸収像はみられませんが，歯肉の状態から歯肉癌が最も疑われます．病理学的検査，画像検査を至急行う必要があります．

鑑別疾患

① 歯周病
② 褥瘡性潰瘍
③ 白血病
④ 無顆粒球症
⑤ 悪性腫瘍（歯肉癌）
⑥ 薬物性潰瘍
⑦ BRONJ

鑑別の要点

歯肉に壊死を認めた場合，局所に限局したものか，広範囲に及ぶものかを確認します．広範囲に壊死を伴っている場合は血液疾患や自己免疫疾患などが疑われます．また，内服中の薬物を確認します．壊死部，潰瘍の表面の性状をよく観察し，さらにその周囲の粘膜の状態も確認します．病変部が顆粒状，肉芽状，カリフラワー状の場合は悪性腫瘍（歯肉癌）の可能性があります．周囲には紅斑や白斑を伴っていることも多く，触診では硬く，大きくなると周囲に硬結を触知します．また，歯槽骨に浸潤するとX線写真で境界の不明瞭な骨の吸収像を認めます．

歯科医院での診断 歯肉癌の疑い

患者さんへの伝え方，疾患の理解

患者さんへの説明

- 歯科医師 「歯肉の状態から癌の可能性が否定できません．以前は歯肉が白かったということなので，白板症などの前癌病変があったものと思います．まずは顕微鏡での組織の検査が必要です」→現状での判断の説明
- 歯科医師 「そして癌の場合は，CTやMRI，超音波検査などの検査を行い，癌の進展範囲を評価したうえで適切な治療法を選択します．口腔外科の専門医の診察が必要です」→今後の方針の説明

画像所見

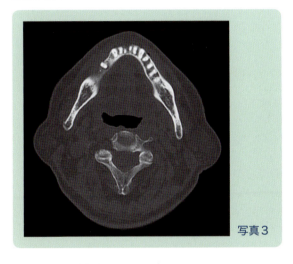

写真3

▶ CT画像では，右側下顎骨頬側にわずかに骨破壊像が確認できます．

病院での対応

確定診断：下顎歯肉扁平上皮癌（T2N0M0）

頸部リンパ節転移や遠隔転移は認めず，下顎辺縁切除術が行われました．

最終診断 歯肉癌（扁平上皮癌）

治療

口腔癌の治療には手術，癌化学療法，放射線療法があります．癌の発生部位，進展範囲，リンパ節転移や遠隔転移の有無によって治療法を選択します．

症例13 山川道代, 神部芳則

問題 歯肉, 粘膜の色の変化を主訴に患者が来院したらどうしますか？

69歳, 女性の患者さん. 1カ月前の健康診断で右頰粘膜の黒色病変を指摘され, 自覚症状はないものの, 精査目的であなたの歯科医院に来院されました.

鑑別疾患をあげて, どのように患者さんに説明しますか？

既往歴：高血圧, 脂質異常症
内服薬：トビエース（頻尿改善）, バルサルタン（高血圧治療）, 酸化マグネシウム（便秘）, カルデナリン（血圧）, ピタバスタチン（脂質異常症）
アレルギー：金

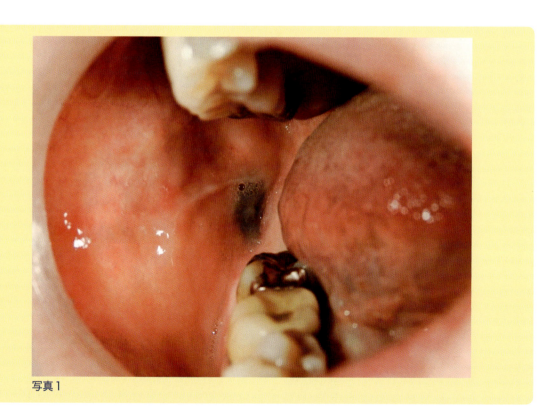

写真1

主訴・画像から読み取れること

問診所見

患者 「黒色病変を指摘され，自覚症状はないものの……」

▶ 黒色病変自体は平坦であり，圧迫しても退色はなく，圧痛などの自覚症状もありません．7⏌，⎿7 は金属で治療されています．

現在，要治療歯や治療途中の歯はないようです．

口腔内所見

右側頰粘膜に10mm大の黒色斑があります．痛みなどの自覚症状はありません

接触する可能性のある大臼歯部に金属冠を認めます．歯については治療中のものはなく，問題はないようです

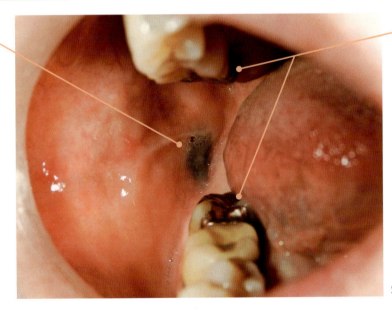

写真1（再掲）

診断

　身体所見より，接触する歯に金属の補綴物が装着されていることから，金属に由来する色素斑を第一に疑います．単発性に口腔内にのみ出現していることからアジソン病，クッシング症候群，ポイッツ・ジェガース症候群，フォンレックリングハウゼン病などは否定されます．また，隆起はなく退色も認めないことから血管腫は除外されます．

　裏付けを行うために病理組織診を行う必要があります．ただし，悪性の場合には生検後に速やかに治療を行う必要があるため注意が必要です．

鑑別疾患

① 悪性黒色腫
② 色素性母斑
③ メラニン色素沈着
④ 血管腫
⑤ 静脈湖
⑥ アジソン病
⑦ クッシング症候群
⑧ ポイッツ・ジェガース症候群
⑨ フォンレックリングハウゼン病　など

鑑別の要点

　口腔粘膜の色素沈着をみたら，部位，数，大きさなどを診察します．なかには全身疾患に関連して生じることもあるため，既往歴や全身所見に注意します．特に重要な点は境界が明瞭か不明瞭か，表面が平坦か隆起しているか，色調の濃淡などです．また，口腔内の金属の有無，金属との位置関係についてよく確認します．隆起した病変は色素性母斑や悪性黒色腫などを考慮します．

診断　歯科用金属に由来する色素斑

治療

　色素斑であり特に治療の必要性はありません．

患者さんへの伝え方，疾患の理解

患者さんへの説明

歯科医師「金属による色素沈着が考えられます．この場合は特に治療の必要はありません．しかし，まれに悪性の病気の場合もあります」→現状の診断の説明

歯科医師「確定診断をつけるためには組織を取って詳しく検査する必要がありますが，悪性の場合は組織を取ることで病状が悪化する場合がありますので，早急に治療を行う必要があります．そのため，急激に大きくなる場合は設備の整っている歯科を紹介します」→今後の対応の説明

病理組織像

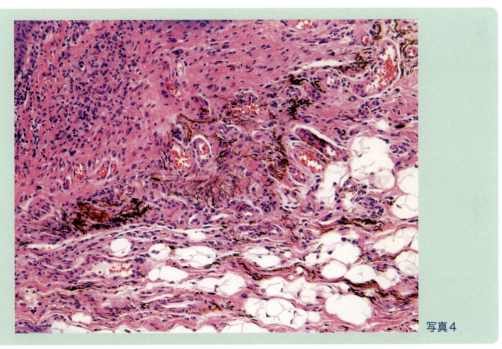

写真4

▶間質には黒褐色の色素を含有した異形の乏しい紡錘形細胞が散在しており，周囲には軽度のリンパ球浸潤を伴っています．

2章　口腔疾患診断トレーニング

症例 14 菅原由美子，笹野高嗣

問題 舌の痛みと平滑舌を呈する患者が来院したらどうしますか？

　80歳，女性の患者さん．2年ほど前から唾液が出なくなり，舌が渇きヒリヒリする痛みと口腔乾燥を自覚するようになりました．どこで治療を受けたらよいのかわからず放置していました．

　今回，奥歯が痛むため歯の治療のついでに舌の痛みと口腔乾燥症状についても一度診察してもらいたいと希望し，あなたの歯科医院に来院されました．

　鑑別疾患をあげて，どのように患者さんに説明しますか？

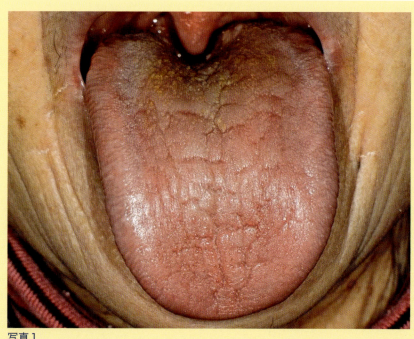

写真1

主訴・画像から読み取れること

問診所見

患 者「2年ほど前から唾液が出なくなり，舌が渇きヒリヒリする……」
　▶以前より口腔乾燥症状と舌の痛みを自覚していたようです．

患 者「どこで治療を受けたらよいのかわからず放置していました……」
　▶口腔乾燥や舌の痛みについては，どこの診療科で診てもらえるのかわからなかったため，治療を受けられない状況が2年間も続いていたようです．
　▶受診目的は齲蝕治療でしたが，舌の痛みと口腔乾燥症状についても可能なら治療してもらいたいとの希望がありました．もし無理なら，どこで治療したらよいのか専門医を紹介してほしいとのことでした．

口腔内所見

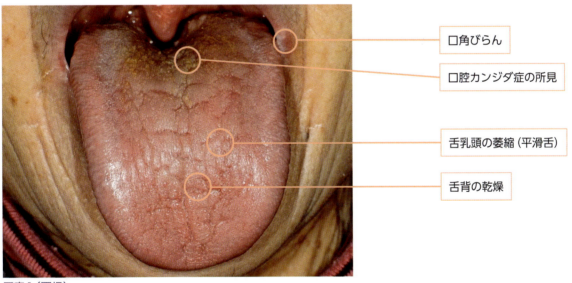

写真1（再掲）

（ラベル：口角びらん／口腔カンジダ症の所見／舌乳頭の萎縮（平滑舌）／舌背の乾燥）

診断

　　口腔内は唾液分泌が減少し，著明に乾燥しています．また，平滑舌，口腔カンジダ症および口角びらんが併発しています．唾液分泌減少の原因として降圧剤の副作用も考えられます．口腔乾燥症状については，ご高齢でもあり加齢によるものも考えられますが，全身疾患としてSjögren（シェーグレン）症候群や貧血などの可能性を考える必要があります．患者さんの希望もあり，専門医として大学病院歯科へ紹介しました．なお，齲蝕治療などの口腔管理は当院で行っていくこととしました．

鑑別疾患

① 口腔乾燥症：ドライマウス；薬物性，糖尿病，口呼吸によるものを含む
② 貧血を伴う舌炎：鉄欠乏性貧血，Plummer-Vinson症候群，Hunter舌炎を含む
③ 萎縮性カンジダ症　　④ 地図状舌

診断　Sjögren症候群

　　慢性唾液腺炎と乾燥性角結膜炎を主徴とした自己免疫疾患の一つです．Sjögren症候群の診断には以下の改訂診断基準（厚生労働省研究班，1999年）があります．

1. 生検病理組織検査で次のいずれかの陽性所見を認めること
　A) 口唇腺組織または涙腺組織でリンパ球浸潤が4mm^{2}当たり1 focus以上
　B) 涙腺組織でリンパ球浸潤が4mm^{2}当たり1 focus以上
2. 口腔検査で次のいずれかの陽性所見を認めること
　A) 唾液腺造影で stageⅠ（直径1mm以下の小点状陰影）以上の異常所見
　B) 唾液分泌量低下（ガムテスト10分間で10mL以下，またはサクソンテスト2分間2g以下）があり，かつ唾液腺シンチグラフィーにて機能低下の所見
3. 眼科検査で次のいずれかの陽性所見を認めること
　A) シルマー（Schirmer）試験で5mm/5分以下で，かつローズベンガルテスト（van Bijsterveldスコア）で陽性
　B) シルマー（Schirmer）試験で5mm/5分以下で，かつ蛍光色素（フルオレセイン）試験で陽性
4. 血清検査で次のいずれかの陽性所見を認めること
　A) 抗SS-A抗体陽性
　B) 抗SS-B抗体陽性
　1, 2, 3, 4のいずれか2項目が陽性であればSjögren症候群と診断します．

患者さんへの伝え方，疾患の理解

患者さんへの説明

歯科医師「唾液分泌量は，無刺激時で全く出ない状態であり，ガムを噛んでも基準値よりかなり低い値でした．唾液が出なくなると，乾燥感だけでなく，口腔粘膜の痛みやカンジダというカビが発生しやすくなります」→症状の説明

歯科医師「この口腔乾燥症状の原因としていくつかの疾患が考えられます．特に全身疾患としてSjögren症候群という病気があげられます．この病気は唾液を作る唾液腺という組織を自分で破壊してしまう自己免疫疾患のひとつで，厚生労働省では難病として指定されています」→考えられる疾患の説明

歯科医師「免疫血清学検査の結果，Sjögren症候群の自己抗体が陽性でした．組織検査では，唾液腺組織が変化しており，Sjögren症候群を強く疑う所見が認められました．Sjögren症候群は全身の病気で，他の自己免疫疾患や内科の病気が合併している可能性もあります．内科専門医による診査と治療を受ける必要がありますので紹介します」→確定診断後の説明

歯科医師「口腔乾燥症状と口腔粘膜の痛みに対しては，唾液腺マッサージや唾液腺の機能を刺激する方法，漢方薬，抗真菌薬などがありますので，それぞれに合った治療法を検討していきます」→治療後の説明

検査結果および病理所見像

唾液分泌量：
安静時（吐唾法）　　0ml/15分
刺激時（ガムテスト）2.0ml/10分

免疫血清学的検査：
抗SS-A抗体（＋）
抗SS-B抗体（＋）

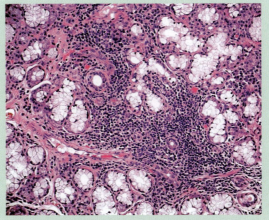

写真3

▶病理所見像では唾液腺組織における導管周囲への著明なリンパ球浸潤がみられます．

症例 15　山本亜紀，神部芳則

問題：舌の腫脹，腫瘤を訴えて患者が来院したらどうしますか？

　39歳，男性の患者さん．数年前から左側舌下面の白色病変に気づいていましたが，痛みがないため放置していました．さらに8カ月前に舌の疼痛を自覚してあなたの歯科医院に来院されたときは口腔外科を紹介しましたが，仕事の都合で放置していました．その後，さらに疼痛が増悪し舌の腫脹も生じたため，再度あなたの歯科医院に来院されました．

　問診の結果，白色病変の後方には硬結を伴う潰瘍があり，強い接触痛を認め，現在では食事摂取や会話も困難なようですが，動かさなければ痛くないともいっています．

　鑑別疾患をあげて，どのように患者さんに説明しますか？

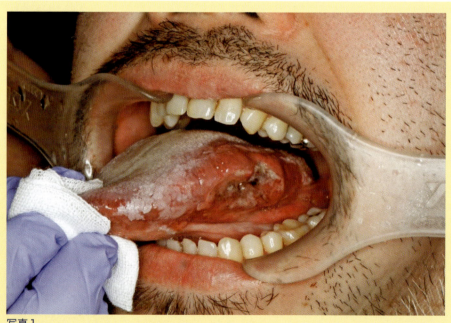

写真1

主訴・画像から読み取れること

問診所見

患者「数年前から左側舌下面の白色病変に気づいていましたが，痛みがないため……」

▶ もとは，疼痛を伴わない白色病変だったようです．

患者「その後，さらに疼痛が増悪し舌の腫脹も認めたため……」

▶ 数年の経過で白色病変は腫脹，疼痛を伴うようになったようです．また，症状は徐々に悪化していっているようです．

患者「白色病変の後方には硬結を伴う潰瘍があり，強い接触痛を認め，現在では食事摂取や会話も困難なようですが，動かさなければ痛くない……」

▶ 潰瘍の周囲は腫脹し，硬結を触知します．接触痛が強く，そのため，運動障害もあるようです．

　頸部を触診すると，左側顎下部にわずかに腫大した可動性のあるリンパ節を触知します．また，毎日ビール2杯程度の飲酒と，20歳から1日10本の喫煙をしていたようです．既往症や常用薬はありません．

口腔内所見

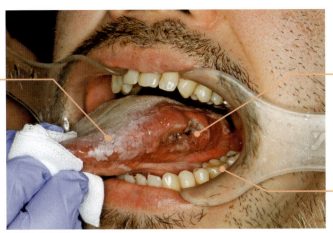

- 前方には板状の白斑があります
- 後方には潰瘍があり，その周囲は腫脹しています．触診すると硬結を触れます
- 明らかな不良補綴物はありませんが，大臼歯舌側咬頭にやや鋭縁がみられます

写真1（再掲）

症例 15

診断

身体所見より，まずは舌の腫瘍か炎症を疑います．

初めに歯科医院を受診した8カ月前から徐々に悪化していること，熱感や自発痛がないことから炎症は否定的です．

接触痛，運動痛が著明であること，比較的短期間で増大していること，病変部の所見から乳頭腫や血管腫，リンパ管腫等の良性腫瘍も否定されます．数年前から白斑を認めており，腫脹を伴う潰瘍形成，硬結を認めていることから悪性腫瘍が疑われます．

鑑別疾患

① **炎症**：蜂窩織炎，膿瘍など
② **腫瘍**：良性腫瘍（乳頭腫，血管腫，脂肪腫，線維腫，神経線維腫，リンパ管腫，膿原性肉芽腫など），悪性腫瘍
③ **その他**：褥瘡性潰瘍など

鑑別の要点

舌の腫脹，腫瘤の場合，表面に潰瘍を伴っているか否かは重要な所見になります．潰瘍を認める場合，潰瘍面が平坦か肉芽状か顆粒状か，表面に壊死を伴っているかを確認し，周囲に硬結の有無を触診します．義歯や不良補綴装置の有無，病変部との位置関係に注意します．腫瘤，腫脹の大きさや内部構造の診断には超音波検査，造影CT，MRIが有効です．腫瘍性病変が疑われる場合は生検を行い，病理組織学的に診断を確定します．

 歯科医院での診断 舌癌の疑い

患者さんへの伝え方，疾患の理解

患者さんへの説明

歯科医師「8カ月前に見せていただいたときに比べ，潰瘍も腫れも大きくなっています．通常の口内炎とは違うようです．深い潰瘍があり，その周囲には硬いしこりを触知します．悪性の病変が強く疑われます」→症状から考えられる疾患を説明

歯科医師「できるだけ早く組織の病理組織学的検査を進める必要がありますので，設備の整った施設をご紹介します」→今後の対応を説明

病院での対応

確定診断：舌扁平上皮癌（T3N0M0）
舌半側切除，左側頸部郭清術，即時再建術が行われた．

治療法

細胞診や生検を行い，病理組織学的に診断を確定します．造影CT，造影MRIなどでの画像評価を行って腫瘍の大きさや発展範囲を確認します．さらに頸部エコー，PET-CT，上部内視鏡なども行います．

腫瘍の発生部位や大きさ，進展範囲，年齢や合併症の有無などを評価したうえで，外科療法，放射線治療，化学療法のいずれか，あるいは併用療法を選択します．外科療法では，切除が広範囲に及ぶ場合には再建術が必要となります．

画像所見

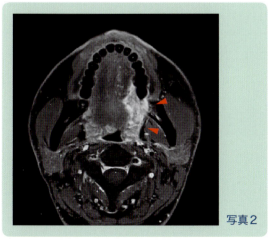

写真2

▶MRIでは左側舌縁部背側に，造影効果を示す腫瘍形成を認めます（矢印）．

症例16　菅原由美子，笹野高嗣

問題：口腔粘膜の白色病変を訴えて患者が来院したらどうしますか？

　57歳，女性の患者さん．2カ月前より上下顎両側臼歯部の歯肉と頰粘膜の荒れを自覚するようになりました．かかりつけの歯科医院を受診し，歯周病の治療を受けましたが症状は改善しないため，あなたの歯科医院に来院されました．

　問診の結果，既往例や服用薬は特にないようです．

　鑑別疾患をあげて，どのように患者さんに説明しますか？

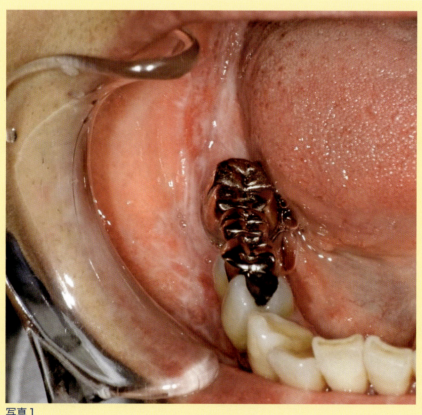

写真1

主訴・画像から読み取れること

問診所見

患者「上下顎両側臼歯部の歯肉と頰粘膜の荒れを自覚するようになり……」
▶病変の範囲は両側性であることに注目します．

患者「かかりつけの歯科医院を受診し，歯周病の治療を受けましたが症状は改善しない……」
▶歯周病以外の疾患が疑われます．

なお，皮膚所見は特になく，金属アレルギーもないようでした．

口腔内所見

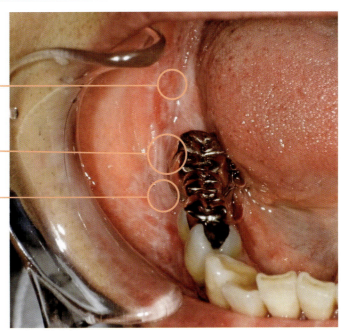

- 頰粘膜に軽度紅斑を伴う白色レース状病変
- 病変は金属冠が隣接
- 歯肉に白斑病変

写真1（再掲）

症例 16

診断

　上下顎両側臼歯部歯肉と両側頰粘膜に白色病変があります．頰粘膜には軽度紅斑を伴う白色レース状病変から歯肉の白斑病変と広がっています．典型的な病態像から口腔扁平苔癬が第一に考えられます．さらに詳細に医療面接を進め，喫煙習慣がないことを確認しました（ニコチン性角化症との鑑別に重要）．造血幹細胞移植の既往はないことから移植片対宿主病は否定されます．服用薬はなく薬物アレルギーも否定されます．白色病変では白板症や口腔癌との鑑別が重要なので，確定診断には組織生検が必須です．金属アレルギーの有無については金属パッチテストが有効です．白色病変では口腔カンジダ感染も考慮されますので，真菌培養検査は診断と治療方針を立案する上でも有効です．悪性化の可能性もあり長期にわたる経過観察が必要です．

　確定診断を目的として大学病院歯科を紹介します．定期的な口腔管理は重要ですので，大学病院と連携しながら当院で行っていくこととしました．

鑑別疾患

① 白板症
② ニコチン性角化症，機械的刺激による過角化症
③ 口腔苔癬様病変：移植片対宿主病，薬物アレルギー，金属アレルギー，全身性エリテマトーデス
④ 白色海綿状母斑
⑤ 口腔カンジダ症

診断　口腔扁平苔癬

　口腔扁平苔癬は病因が不明で角化異常を伴う難治性の慢性炎症性疾患です．典型例では両側頰粘膜に網状の白斑を基本としますが，病態は様々で網状・斑状・丘状・線状・環状などの白斑や，紅斑・びらん・潰瘍やまれに水疱などが白斑と混在します．頰粘膜の他には舌・歯肉・口唇などにも生じ，皮膚や他の粘膜にも併発することがあります．

　口腔扁平苔癬は頻度が低いものの口腔扁平上皮癌に悪性転化することがあり，"WHO Classification of Head and Neck Tumours (4th ed, 2017)" では口腔の前がん病変と前がん状態の区別をなくし，Oral Potentially Malignant Disorder (OPMD：口腔潜在的悪性疾患) と定義し，口腔扁平苔癬もその一つとしています．

患者さんへの伝え方，疾患の理解

患者さんへの説明

- 歯科医師 「両側の頰粘膜から歯肉に広がる白色病変は口腔扁平苔癬という口内炎でした」→診断の説明
- 歯科医師 「口腔扁平苔癬はお口のほかに，皮膚，爪，毛髪にも症状が出る場合があり，全身の病気と関係する可能性もあります．原因は不明ですが，金属アレルギーや薬物アレルギーなどとの関係も指摘されています．また口腔カンジダ症という真菌というカビの一種の感染の関与も考慮されます」→原因の説明
- 歯科医師 「口腔扁平苔癬などの白色病変は，口腔がんとの鑑別が重要な疾患ですので，確定診断を行うためには組織を一部採取して詳しく顕微鏡で調べる"組織検査"が必須です．難治性の口内炎で治療方法も確立されてはいません．悪性化する可能性もゼロではないので，長期に経過をみていかなければならない口内炎です」→今後の対応の説明

病理組織像

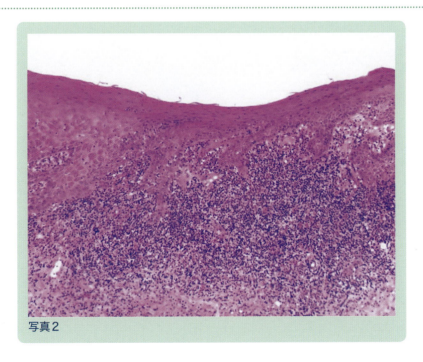

写真2

▶口腔粘膜上皮の角化亢進，基底細胞層の融解変性，上皮下の帯状のリンパ球浸潤は著明です．

症例 17 菅原由美子，笹野高嗣

問題

口唇粘膜の紅斑と痛みを訴えて患者が来院したらどうしますか？

　70歳，男性の患者さん．3カ月前より上唇粘膜部のピリピリする違和感を自覚しました．近くの歯科医院を受診し，含嗽剤と副腎皮質ステロイド軟膏を処方され使用していましたが，1カ月ほど経過しても症状は軽減しないため，あなたの歯科医院に来院されました．

　既往歴として高血圧，胃炎があり，降圧剤を服用しているそうです．

　鑑別疾患をあげて，どのように患者さんに説明しますか？

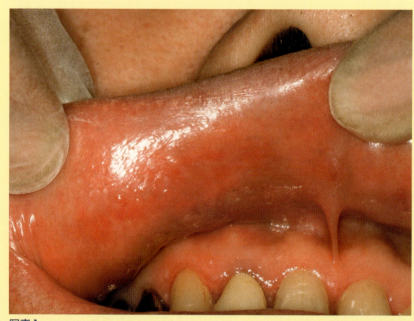

写真1

主訴・画像から読み取れること

問診所見

患者「3カ月前より上唇粘膜部のピリピリする違和感を自覚……」
▶ ピリピリする違和感が3カ月も続き，経過が比較的長く続いていると思われます．

患者「含嗽剤と副腎皮質ステロイド軟膏を処方され使用していましたが，1カ月ほど経過しても症状は軽減しない……」
▶ 口内炎の一般的な治療薬である含嗽剤と副腎皮質ステロイド軟膏を使用していますが，効果なく難治性を呈しています．

また，ここ数年は，歯科治療を全く受けていなかったようです．

口腔内所見

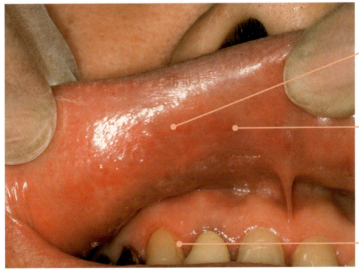

一部には軽度びらん病変を伴っています

右側口唇粘膜に広がる紅斑病変．周囲組織の硬結感はありません

口腔清掃性はやや不良，前歯部にプラーク付着があります

写真1（再掲）

症例 17

診断

　上唇粘膜にびまん性の紅斑病変が認められます．上唇粘膜が接している上顎前歯部の清掃状態は不良で，レジン前装冠と金属冠が装着されていました．

　非特異的口内炎（カタル性炎）を疑い，口腔衛生指導を行いましたが症状に変化はありません．

　金属アレルギーやレジンアレルギーの可能性も考慮されますが，副腎皮質ステロイド軟膏を塗布しても症状の軽減がないことから否定的です．

　口腔カンジダ症（萎縮性カンジダ症）が疑われましたので副腎皮質ステロイド軟膏の使用を中止してもらい，抗真菌剤を処方し1週間経過をみてみましたが，症状に変化はありませんでした．

　服用中の降圧剤による薬物性口内炎も疑いましたが，典型症状である多形滲出性紅斑症状はなく否定的です．そこで，口唇生検による病理組織学的検査が必要と考え，大学病院歯科を紹介しました．

鑑別疾患

① カタル性炎
② 口腔扁平苔癬
③ 萎縮性（紅斑性）カンジダ症
④ 全身性エリテマトーデス
⑤ 薬物性口内炎
⑥ 金属アレルギー

診断　紅板症

　紅板症は，舌・歯肉・その他の口腔粘膜に発生します．鮮紅色でビロード状，表面は平滑な病変で，初発症状として多くの症例で刺激痛が認められます．紅板症の50％前後が悪性化するといわれています．

　"WHO Classification of Head and Neck Tumours (4th ed 2017)"では紅板症はOral Potentially Malignant Disorder (OPMD：口腔潜在的悪性疾患) と定義されています．すなわち，前癌病変・前癌状態の病変の悪性化の頻度が低いこと，また，病変の範囲が広範にわたること，などの学術的見地から口腔粘膜での悪性化をOPMDとして広義に考えることを提唱しています．現在，OPMDとして以下の12疾患があげられています．

　紅板症，紅板白板症，白板症，口腔粘膜下線維症，先天性角化不全症，無煙タバコ角化症，リバーススモーキング関連口蓋角化症，慢性カンジダ症，扁平苔癬，円板状エリテマトーデス，梅毒性舌炎，光線性角化症（口唇のみ）

患者さんへの伝え方，疾患の理解

患者さんへの説明

歯科医師「口唇粘膜が赤くただれた状態で，口内炎のお薬や口腔カンジダ症のお薬を使用して経過をみましたが効果がないため，難治性の口内炎を疑いました」→診断の経過の説明

歯科医師「口腔癌の可能性も否定できませんので，お口の一部の組織を取って調べる検査が必要です」→診断の説明

歯科医師「口腔外科専門医による診査と治療を受ける必要がありますので，大学病院口腔外科へ紹介します」→今後の対応の説明

病理組織像

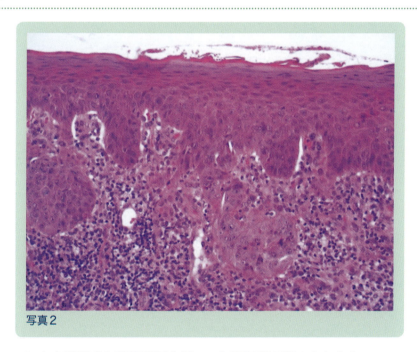

写真2

▶上皮異形成と粘膜下固有層への初期浸潤が認められます．

症例 18 菅原由美子, 笹野高嗣

問題 広範囲な口腔粘膜のびらんを訴えて患者が来院したらどうしますか？

　70歳，女性の患者さん．6カ月前より歯肉～口蓋粘膜と広範囲な口腔粘膜の荒れを自覚しました．食事時の接触痛および嚥下痛もあり，徐々に症状は増悪してきたため，あなたの歯科医院に来院されました．

　既往歴および服用薬は特になしとのことです．

　鑑別疾患をあげて，どのように患者さんに説明しますか？

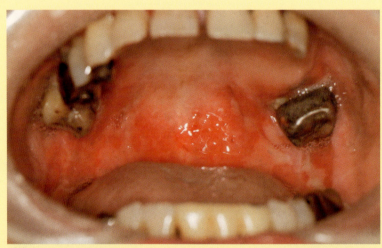
写真1

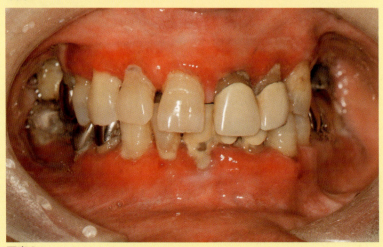
写真2

主訴・画像から読み取れること

問診所見

患者「6カ月前より歯肉～口蓋粘膜の荒れを自覚しました……」
▶ 6カ月前から歯肉～口蓋粘膜の荒れを自覚しているということで，経過は長いようです．

患者「食事時の接触痛および嚥下痛もあり，徐々に症状は増悪してきた……」
▶ 徐々に症状の増悪傾向があるようです．

口腔内所見

広範囲にびらん病変

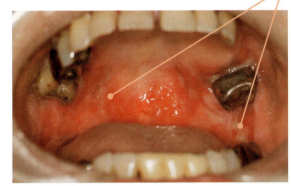
写真1（再掲）

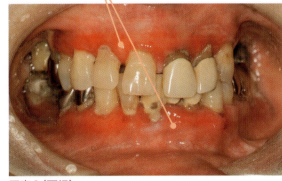
写真2（再掲）

▶ 歯肉全体～口蓋～頰粘膜にびらんを伴う紅斑病変があります．診査を進めていくと，病変周囲の一見正常な歯肉および口腔粘膜は容易に剝がれました（Nikolsky現象）．皮膚や他の粘膜には特に所見はありませんでした．

症例 18

診断

　全顎的に歯石沈着が著明ですが，歯肉～口蓋粘膜と広範囲な口腔粘膜にびらんを伴う紅斑病変を認めることから歯周病は否定されます．紅斑・びらん病変以外には白斑病変はみられないので口腔扁平苔癬も除外されます．既往歴および服用薬はなく，日和見感染症（口腔カンジダ症とヘルペス口内炎），毛様白板症の症状も認められないことから，後天性免疫不全症候群（AIDS）も否定されます．

　金属アレルギーの可能性を考慮し，金属パッチテストについては皮膚科を紹介しNi，Cr，Co，Pdで陽性でしたが，金属除去治療を行っても症状の改善はありませんでした．

　最終的にNikolsky現象がみられることから，天疱瘡または類天疱瘡を疑い，大学病院歯科を紹介することとしました．

鑑別疾患

① 歯肉炎
② 歯周病
③ 口腔扁平苔癬
④ 尋常性天疱瘡
⑤ 金属アレルギー
⑥ 後天性免疫不全症候群（AIDS）

診断　粘膜類天疱瘡

　類天疱瘡は上皮基底膜構成タンパクに対する自己抗体（IgGまたはIgA）によって，上皮下水疱をきたす自己免疫性水疱性疾患です．全身の皮膚または粘膜に難治性の水疱やびらんが認められます．類天疱瘡には，水疱性類天疱瘡（主に皮膚に症状），粘膜類天疱瘡（主に粘膜に症状）および後天性表皮水疱症の亜型が存在します．

　類天疱瘡の診断基準は以下の通りです．

1. 病理組織学的診断において粘膜上皮下水疱を認める
2. 免疫学的診断において，蛍光抗体直接法では粘膜上皮基底膜部にIgGまたは補体の沈着を認める．また，ELISA（CLEIA）法では血中に自己抗体である抗BP180抗体（IgG）を検出する（必須項目ではない）

があげられます．これら自己抗体が産生される機序はいまだ不明です．

患者さんへの伝え方，疾患の理解

患者さんへの説明

歯科医師「類天疱瘡は，口腔粘膜上皮と結合組織の境にある基底膜部に対する自己抗体により，皮膚や粘膜に水疱やびらん，紅斑を生じる自己免疫性水疱症です」→疾患の説明

歯科医師「粘膜類天疱瘡では口腔粘膜に水疱やびらんが生じますが，ほかに眼粘膜や咽頭や喉頭，食道，鼻腔内，外陰部，肛囲の粘膜にも症状が出る場合もあります．厚生労働省では難病として指定されています」→症状の説明

歯科医師「このような自己抗体が作られる詳しい原因は，まだわかっていません．治療は病気の原因となる自己抗体の産生と働きを抑える免疫抑制療法を受けることになります．きちんとした診断をしてもらうためにも詳しい検査が必要です．まずは大学病院歯科をご紹介します．類天疱瘡と診断された場合は，さらに皮膚科専門医による診査と治療が必要になります．いずれにしても，口腔管理は重要ですので定期的に歯科（当院）を通院して下さい」→今後の対応の説明

病理組織画像

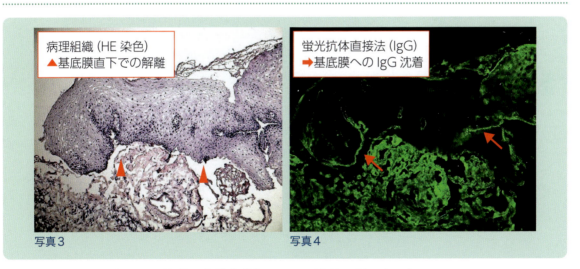

写真3　病理組織（HE染色）▲基底膜直下での解離

写真4　蛍光抗体直接法（IgG）➡基底膜へのIgG沈着

▶蛍光抗体直接法にて粘膜上皮基底膜部にIgGの沈着を認めました．

症例19　林　宏栄，神部芳則

問題：口底部の腫脹を訴えて患者が来院したらどうしますか？

　51歳，女性の患者さん．数カ月前から左口底部の違和感を自覚しました．2週間前から徐々に同部が腫脹し，2～3日でパンパンに腫れたものの，食事のときに潰れてしまいました．その後は自覚症状もないため放置していたところ，1週間前から再度腫脹を生じ，精査目的にあなたの歯科医院に来院されました．

　鑑別疾患をあげて，どのように患者さんに説明しますか？

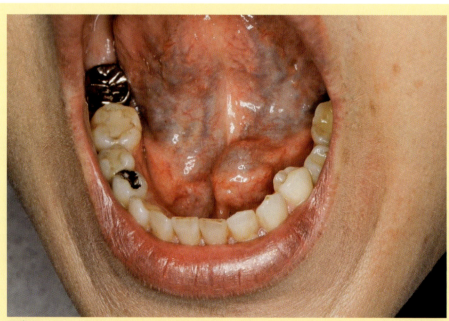

写真1

主訴・画像から読み取れること

問診所見

患者「2週間前から徐々に口底部が腫張し，2～3日でパンパンに腫れたものの食事のときに潰れてしまいました……1週間前から再度腫脹を生じ……」

▶ 口底部の腫脹は，自壊し自然に消退したものの，数週間程度で同部に腫脹を繰り返すようです．

患者「自覚症状もないため放置していたところ……」

▶ 腫脹自体は弾性軟で内部がやや青味がかって見えますが，圧迫しても退色することはなく，波動を触知し圧痛などの自覚症状もありません．顎下腺を押すと舌下小丘からの唾液流出も良好に認めます．

現在，あなたの歯科医院には定期検診で受診しており，治療途中の歯はありません．また，治療している病気もありません．

口腔内所見

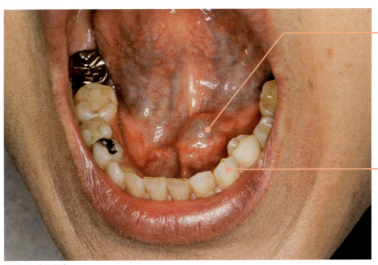

口底部に腫脹があります．痛みなどの自覚症状はないようですが，腫脹が繰り返されるようです

歯については治療中のものはなく，問題はないようです

写真1（再掲）

診断

　身体所見より，口底部粘膜の腫瘍，囊胞，炎症などが鑑別疾患に挙げられます．圧痛などの自覚症状がなく，不良歯牙もないため，炎症や膿瘍は否定されます．また，退色性がないことから血管腫は除外され，自壊と自然消退を繰り返すという経過からガマ腫を第一に考えます．裏付けを行うために，MRIなどの画像検査を行い，舌下隙・顎下隙の液体貯留所見を確認する必要があります．

鑑別疾患

① **炎症**：舌下腺炎（唾石症含む）・口底部蜂窩織炎・膿瘍など
② **腫瘍**：口底部腫瘍（良性・悪性），唾液腺腫瘍（良性・悪性）など
③ **囊胞**：類皮囊胞・類表皮囊胞・リンパ上皮性囊胞・甲状舌管囊胞（正中囊胞）・ガマ種など

鑑別の要点

　口底部の腫脹に対しては痛みなどの自覚症状，腫脹の部位に加えて触診が非常に重要です．膿瘍や囊胞では波動を触知し，腫瘍では硬い腫瘤を触知します．良性腫瘍では境界が明瞭で可動性，悪性腫瘍では固着性の腫瘤となります．ガマ腫の場合は内容液が透けて淡青色に見えることがあり，その場合の診断は容易ですが，大きさや範囲の判定には画像検査が必要になります．

> **診断　ガマ腫**
>
> 　ガマ腫は，舌下ひだの舌下腺管閉塞による唾液貯留が原因です．一般的には舌下隙にできるものがほとんどで，これを舌下型といいます．それ以外に，貯留する部位によって，顎下隙であれば顎下型，その両方であれば舌下・顎下型に分類されます．顎下型であれば口腔外の腫脹を伴うこともあります．MRIでの画像評価を行うことで容易に診断できます．

治療法

　治療法には，①囊胞摘出術・囊胞開窓術，②舌下腺全摘出術，③硬化療法，④穿刺吸引法・圧迫療法などがあります．

患者さんへの伝え方，疾患の理解

患者さんへの説明

歯科医師「痛みがなく，出血することもないようですので，炎症や膿瘍といった疾患ではないようです．口の中の血管が膨らむことがあるのですが，その場合だと腫脹の部分の色が変わってくるのですが，今回の場合はそのようなものでもないようです」→現状で考えられる症状の説明

歯科医師「おそらく，口の中に唾液を運ぶ舌下腺に唾液がたまった『ガマ腫』という疾患であると考えられます」→現状考えられる疾患名の説明

歯科医師「確定させるにはMRIでの評価が必要になりますので，設備の整っている病院をご紹介します」→今後の対応の説明

　「診断」で示したように，ガマ腫自体は唾液が貯留したものですので，特に悪性であるということはありません．ただし，同様の身体所見で痛みが伴ったり出血があるなどの場合は舌下腺の炎症や腫瘍の場合があります．この場合は専門的な治療を行う必要がありますので，設備の整っている医療機関への紹介が必要になります．

画像所見

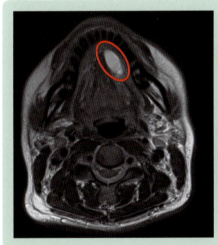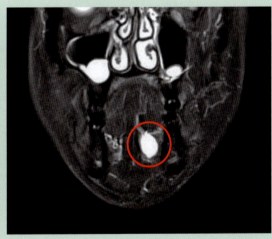

写真3，4

▶MRIで白く写るのが，貯留した唾液です．

2章　口腔疾患診断トレーニング　113

症例20 林　宏栄，神部芳則

問題：口蓋の腫脹を訴えて患者が来院したらどうしますか？

　48歳，男性の患者さん．お昼に揚げものを食べた後に口蓋の疼痛を自覚しました．自分で鏡をみたところ，口蓋の腫脹をみつけ，驚いてあなたの歯科医院に来院されました．

　触診では，骨様の硬さで上顎骨に移行しています．ご本人は癌ではないかと不安になっています．

　鑑別疾患をあげて，どのように患者さんに説明しますか？

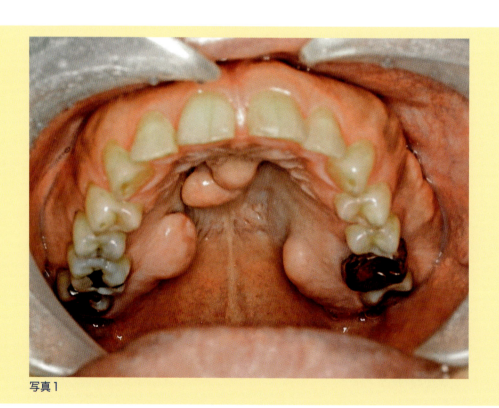

写真1

主訴・口腔内所見から読み取れること

問診所見

患者「口蓋の腫脹をみつけて……触診では，骨様の硬さで上顎骨に移行しています……」

▶ 口蓋の正中部，両側臼歯部の口蓋側に一部発赤があるものの表面が正常粘膜で覆われた腫瘤状の病変を認めます．触診では骨様の硬さで上顎骨に移行しています．

患者「揚げものを食べた後に疼痛を自覚しました……」

▶ 普段は痛みなどの自覚症状はなく，食べものによる機械的な刺激で痛みを生じたようです．

画像所見

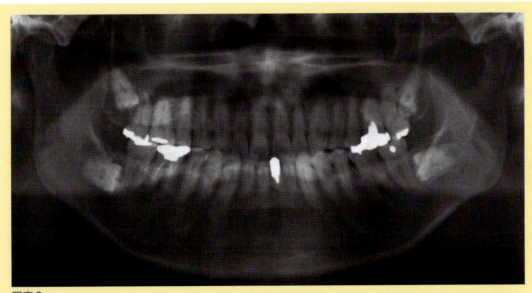

写真2

▶ 上顎骨に異常像は認めません．

症例20

診断

　詳細な問診により，大きさは不明ですが10年以上前から口蓋の腫脹は指摘されており，緩徐に増大したようです．触診では骨様硬で圧痛などの自覚症状はないことから，口蓋隆起（骨隆起，外骨症）を第一に考えます．

　パノラマX線写真では上顎骨に異常像はみられません．

　骨隆起は一般に自覚症状はありませんが，骨隆起上の粘膜は菲薄していることが多く，食事などの機械的刺激によって障害を受けることがあります．

鑑別疾患

① **炎症・囊胞**：口蓋膿瘍・上顎囊胞（歯根囊胞・切歯管囊胞など）など
② **腫瘍**：口蓋腫瘍（線維種・リンパ腫・Kaposi肉腫・上顎洞癌など），唾液腺腫瘍（良性・悪性）など
③ **骨隆起**：口蓋隆起・骨隆起など

鑑別の要点

　口蓋の腫脹の原因は炎症による膿瘍，歯原性の囊胞，腫瘍，唾液腺腫瘍や口蓋隆起などがありますが，痛みなどの炎症症状の有無，表面粘膜の性状，部位を確認します．ついで触診により波動の有無，軟組織か骨かを判断します．歯原性の囊胞や腫瘍が疑われる場合はX線検査を行い，唾液腺腫瘍などはCT，MRIが必要となります．典型的な口蓋隆起は正中部に広基性に隆起しますが，大きな場合は有茎性になり，表面には食物などの影響で発赤やびらんを伴うことがあります．

> **診断** 口蓋隆起

治療

　口蓋隆起は比較的よく遭遇する疾患で，下顎隆起とともに外骨症と呼ばれています．原因は不明ですが，咀嚼など咬合力が影響しているともいわれています．典型的であれば臨床的に診断は容易ですが，骨の状態をCTで評価します．多くの場合，治療の必要はありませんが，比較的大きく，食事摂取時の痛みや，発語障害，義歯の作製時に障害になるようであれば切除の対象になります．

患者さんへの伝え方，疾患の理解

患者さんへの説明

歯科医師「口蓋の腫瘤は以前から指摘されていたようですし，癌のように急速に増大したものとは異なります．また，表面の粘膜も平坦で一部発赤がありますが，これは食事の時に損傷した跡と思われます」→問診・視診からの現状の判断を説明

歯科医師「触診でも骨と同じ硬さで上顎骨に連続しています．口腔内の所見からは口蓋隆起を考えます」→触診を含めた診断の説明

歯科医師「もう少し詳細に観察するにはCT検査を行う必要がありますが，一般的には，義歯の作製に邪魔になる場合や発語の障害になるような場合を除いて，治療の必要はありません．原因は不明ですが咬合力の影響が示唆されています」→症状の今後を説明

歯科医師「もし，切除を希望する場合は，口腔外科の専門医の下で治療を受けることを勧めます．大学病院の口腔外科か総合病院の歯科口腔外科を紹介します」→治療する場合の対応を説明

画像所見

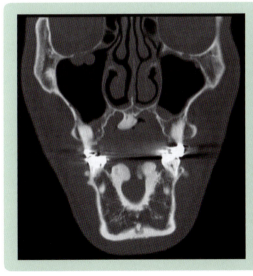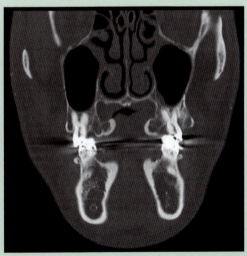

写真3，4

▶ CT画像では口蓋骨および上顎骨から連続した有茎性，広基性の骨造成を認め，表面は皮質骨から構成されていました．両側下顎の舌側にも，同様の所見（下顎隆起）を認めます．

付録：口腔所見に用いられる主な用語集

1 痛みに関する用語

自発痛 何も刺激を加えていないのに感じる痛み
誘発痛 刺激を加えたときに感じる痛み
激　痛 日常生活動作に著しく支障をきたす，耐えられない非常に強い痛み
軽度痛 日常生活に支障なく耐えられる程度の軽い痛み
持続痛 持続的な痛み．24時間のうち12時間以上経験される平均的な痛み
間欠痛 一定の時間を置いて生じる痛み．間欠期は無痛である
鈍　痛 鈍く重苦しい痛み
鋭　痛 局在が明確な鋭い痛み
拍動痛 心臓の鼓動とともに「ズキンズキン」と拍動するような痛み
放散痛 末梢神経に沿って広がる痛み
電撃痛 電気が走るような痛み
関連痛 病気の原因部位と離れた部位に現れる痛み
圧　痛 圧迫に際して生じる痛み

2 腫脹・膨隆に関連する用語

腫瘤 隆起性病変を表す言葉で，限局した塊状をいう

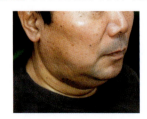

（症例2）

膨隆 嚢胞や腫瘍によって骨皮質が圧迫され外側に膨らんだ状態，あるいは骨増生や骨膜反応など骨組織の増生をいう

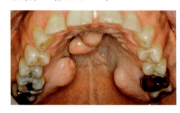

（症例20）

浮腫 皮下組織や粘膜下組織に組織液やリンパ液などの組織間液が溜まった状態

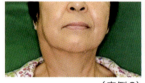 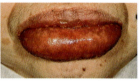

（症例3）　　　　　（症例7）

弾性軟 軟組織の硬さの程度を表し，弾力があり軟らかい状態
弾性硬 軟組織の硬さの程度を表し，充実性で硬い状態
硬　結 軟組織が限局して病的に硬くなった状態．炎症，充血，癌の浸潤などでみられる

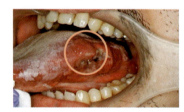

（症例15）

波　動 内容液が液体であることを示し，片方の指で押すともう一方の指先に振動が伝わる状態

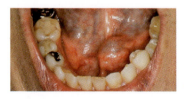

（症例19）

羊皮紙音 ペコペコ音ともいわれ，顎骨嚢胞や腫瘍により骨壁が薄くなった状態

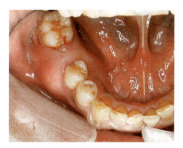

（症例5②）

3 病変の境界に関連する用語

限局性 炎症や腫瘍などの病変が狭い範囲内に限られている状態

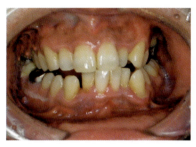

（症例1②）

びまん性 病変がはっきりと限定することができずに広範囲に広がっている状態

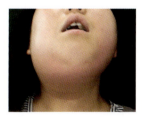

（症例4①）

膿　瘍 限局性の化膿性炎

蜂窩織炎 疎生結合組織における，びまん性の化膿性炎

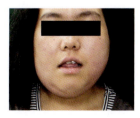

（症例4①）

4 主に口腔粘膜疾患に関連する用語

潰　瘍 組織の実質欠損が結合組織まで及ぶもの

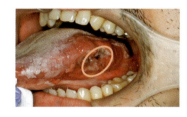

（症例15）

びらん 組織の欠損が上皮内にとどまるもの

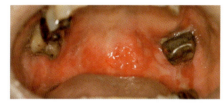

（症例18）

水　疱 半球状の隆起で漿液が貯留されており，上皮内または上皮下に生じる場合がある

斑 限局性に色が変わった状態で隆起がないもの．色により以下の斑がある

　白　斑：角質層の肥厚による

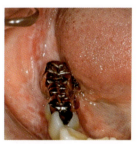

（症例16）

　紅斑（発赤）：結合組織内の血管拡張・充血による

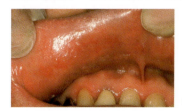

（症例17）

　紫　斑：上皮下結合組織内の出血による

付録：口腔所見に用いられる主な用語集　119

色素斑：色素沈着による

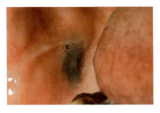

（症例13）

丘　疹　上皮下結合組織の炎症性細胞浸潤による小さな限局性の隆起

白　板　角質層が肥厚して隆起性の堅固な白色の境界明瞭な病変をいう

偽　膜　線維素や壊死物などが粘膜表面に付着して膜様物を形成したもの

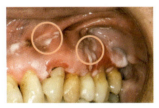

（症例11）

萎　縮　上皮層の厚さが薄くなったもの

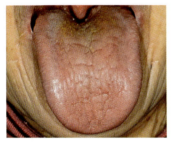

（症例14）

Nikolsky現象　一見正常な部位に，圧力をかけると上皮が剝離する現象

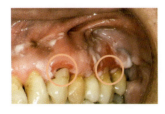

（症例11）

角化症　角質層の肥厚したもの．臨床的には白色病変として認められる（→前述の「白斑」を参照）

錯角化症　角質層の肥厚と角質層内に細胞核が存在する白色病変

棘細胞症　棘細胞層が肥厚した上皮の過形成

水腫性変性　細胞の膜構造の障害により細胞質内に空胞が生じ，細胞自体も肥大する

棘融解　上皮細胞間橋が解離し，上皮細胞が個々にばらばらになる状態

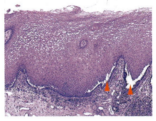

（症例11）

炎症性細胞浸潤　好中球，リンパ球などの炎症性細胞が病巣へ遊走すること

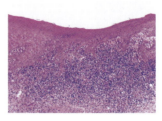

（症例16）

過形成　外来刺激に対する反応として細胞増殖が起こり，組織の体積が増加すること

上皮異形成　上皮層における上皮細胞の異常極性，核の増大などの異常発育

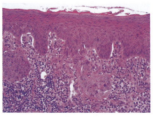

（症例17）

封入体　ウイルス感染した細胞の核または細胞質内に出現する特異な染色性を示す構造物のこと

Tzanck細胞　棘融解細胞．棘融解により水疱内に剝離，浮遊した上皮細胞のこと

臨床家のための
口腔疾患診断トレーニングブック　　　ISBN978-4-263-44520-4

2018年3月25日　第1版第1刷発行

編著者　神　部　芳　則
　　　　笹　野　高　嗣
発行者　白　石　泰　夫
発行所　医歯薬出版株式会社

〒113-8612　東京都文京区本駒込1-7-10
TEL.(03) 5395-7638(編集)・7630(販売)
FAX.(03) 5395-7639(編集)・7633(販売)
https://www.ishiyaku.co.jp/
郵便振替番号 00190-5-13816

乱丁, 落丁の際はお取り替えいたします　　　印刷・真興社／製本・愛千製本所

© Ishiyaku Publishers, Inc., 2018. Printed in Japan

本書の複製権・翻訳権・翻案権・上映権・譲渡権・貸与権・公衆送信権(送信可能化権を含む)・口述権は, 医歯薬出版(株)が保有します.
本書を無断で複製する行為(コピー, スキャン, デジタルデータ化など)は,「私的使用のための複製」などの著作権法上の限られた例外を除き禁じられています. また私的使用に該当する場合であっても, 請負業者等の第三者に依頼し上記の行為を行うことは違法となります.

JCOPY ＜(社)出版者著作権管理機構 委託出版物＞
本書をコピーやスキャン等により複製される場合は, そのつど事前に(社)出版者著作権管理機構(電話03-3513-6969, FAX 03-3513-6979, e-mail:info@jcopy.or.jp)の許諾を得てください.

臨床家のための
口腔疾患カラーアトラス

編著 神部芳則・大橋一之

全317症例の中から，臨床家に役立つ386枚の口腔疾患画像を示したカラーアトラス！

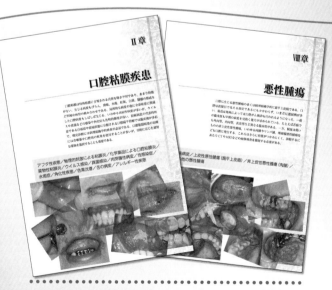

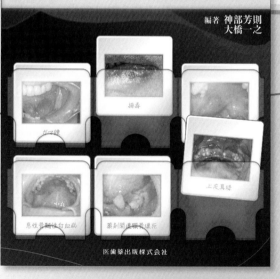

- A4判／106頁／カラー
- 定価（本体7,000円＋税）

ISBN978-4-263-44492-4

- 多岐にわたる口腔疾患の病態写真が網羅され，鑑別診断を得る際のヒントとなる，臨床医の必携書．

- 若き臨床家にとって，鑑別疾患としてどういう疾患があげられるか，診断を進めるトレーニングに役立つ一冊．

医歯薬出版株式会社　〒113-8612 東京都文京区本駒込1-7-10　TEL03-5395-7630　FAX03-5395-7633　https://www.ishiyaku.co.jp/